コロナ禍における医療・介護従事者への心のケア

支援の現場から

前田正治［編著］

JN046418

誠信書房

序にかえて

　新型コロナウイルス感染症のパンデミックが始まって，もうどのくらい経ったでしょうか。SARS や MERS が流行した際も，日本には大きな影響はありませんでしたし，ほとんどの人にとって感染症パンデミックは，映画や小説のなかの話にすぎなかったと思います。そのような平和な時代が——ほんの 2 年前なのに——はるかに昔のように感じられるのではないでしょうか。

　このパンデミックは多くの人の生活スタイルを変え，職を失わせ，人間関係をも変えていきました。新型コロナウイルス感染症のニュースが流れない日はなく，感染者数の増減で一喜一憂する毎日が続きました。さまざまな情報が飛び交い，そうした情報に振り回されるようになった一方で，皆で食事をしたり，一緒に歌ったり，騒いだりすることはもちろん，握手することさえままならなくなりました。このような事態を 2 年前に予想できた人はいなかったでしょう。

　振り返ってみると，この新型コロナウイルス感染症流行が始まった2020年の初めごろ，著者は WHO の仕事に関わっていた関係で，国連の機関間常設委員会 (Inter-Agency Standing Committee: IASC) が作成した，感染流行時のメンタルヘルスケアのガイドラインを紹介されました。その内容は当時の著者にとって衝撃的で，本当にこのような事態が起こるのだろうかと，疑ったことを思い出します。大げさな，まあ日本は大丈夫だろう，といった気持ちではありましたが，漠然とした不安感もあったことは確かです。ともかく WHO の許可を取って，有志とともに大急ぎで翻訳しました（著者の所属する福島県立医科大学・災害こころの医学講座 HP から閲覧できます）。

　翻訳が終わったあと，このガイドラインを紹介すべく，　Web 講演など

を積極的に続けていたのですが，やがて一部の医療関係者が大変な状況に置かれていることを知りました。私も精神科医なのですが，新型コロナウイルス感染症治療の最前線で行われていることは，あまり伝わってきませんでした。しかし，このことはまさに，IASC ガイドラインでも強く指摘されていたことでした。すなわち，メンタルヘルス上，最もハイリスクなのが，最前線の医療従事者であるということです。

　やがて，著者が勤務する福島県でも，あちこちの病院や介護福祉施設でクラスターが発生するようになりました。それまでも，福島県との連携で軽症者の宿泊療養所に対する遠隔支援に取り組んでいましたが，クラスター発生病院・施設職員への支援もチームを組んで開始しました。日本中どこの施設・病院でもそうだと思いますが，こうしたスタッフケアの試みはマニュアルもなく，暗中模索で始めるほかありませんでした。

　もっとも著者は，自然災害時のメンタルヘルスケアについては，それなりの経験や知識がありました。しかしながら，今般のパンデミックでは，それらだけではまったく不十分で，ケアをしつつそこから学んでいくしかありませんでした。その過程のなかで，我々と同じようにスタッフの支援・ケアを提供している日本の仲間と出会い，いろいろと意見交換をすることができました。支援がはたしてうまくいっているのか自問自答しているなかで，こうした仲間との出会いと体験のシェアリングは，本当に有用でした。

　このようなシェアリングの体験から，その仲間の方々と本書をまとめてみようという気持ちになったのです。コロナ禍の現在，対応スタッフのケアは本当に有効です。それをまず読者の方々に知ってもらいたいという思いがありました。ケアや支援の方法はさまざまなものがありますが，施設状況や支援方法（組織内支援，外部支援等々）など，状況に応じてフレキシブルに運用するしかありません。

　本書では，各章著者には，実際の事例も交えながら，なるべく具体的にケアの実際を書くことをお願いしました。そして，章ごとに組織内支援，外部支援，療養施設支援など，さまざまな状況における支援について言及されています。したがって，読者の方々の今後の支援に役立つ部分が必ず

あろうかと思います。

　また，実際に支援をしなくても，いったい医療・介護施設でどのようなメンタルヘルス上の問題が引き起こされているか，本書からそれをつぶさに知ることもできるでしょう。そして，そのような理解は，一般のクライエントや患者支援でも，あるいは日本の医療・福祉を考えるうえでも，きっと活かされることと思います。そのような思いから，第10章では編者のチームで行った疫学調査を紹介し，医療・介護従事者の全般的な傾向についても述べます。

　さて，本書に先立って，誠信書房から『遠隔心理支援スキルガイド——どこへでもつながる援助』という書籍を上梓しています。コロナ禍における支援では不可欠の手法である，遠隔支援の具体的ノウハウをまとめていますので，実際の支援においては併せて利用していただければと思います。

　昨今の感染状況から，本書もまた急ぎ発刊することが求められました。誠信書房の中澤美穂様には，（いつもながら）出版の企画から編集・校正など，慌ただしく進めてもらいました。この場を借りて御礼申し上げます。

　本書が，コロナ禍で苦闘している多くの医療・介護職にとって役立つことを祈念しています。

2021年　晩秋に　　　前田 正治

目　次

Ⅱ　座談会──医療・介護従事者（レスポンダー）支援を考える

I

医療・介護従事者（レスポンダー）支援の実際

医療・介護従事者（レスポンダー）に
引き起こされる反応

[前田正治]

1. ダイヤモンド・プリンセス号からの警告

新型コロナウイルス感染症流行が始まって，もうずいぶんと時間が経ちました。そして，心身の影響，感染症による直接的な影響以外のさまざまな間接的影響が，人々を苦しめました。それらは長期的かつさまざまなレベルでのストレス反応と考えてよいのですが，特に医療や介護現場で働くスタッフに顕著に現れました。なかでも，新型コロナウイルス感染症と最前線で闘っているスタッフにとって，それはきわめてストレスフルなものでした。

(1) 災厄のはじまり

2020年2月5日，横浜港に停泊中のイギリス船籍のクルーズ船，ダイヤモンド・プリンセス号の10名の乗客が，新型コロナウイルス感染症に罹患したことが明らかとなりました。感染者数は瞬く間に増加し，2週間後の19日には，79名の感染者を確認しました。さらに翌20日には，新型コロナウイルス感染症治療のため入院中だったクルーズ船乗客2名が死亡。これが日本における初の感染症死者となりました。

このダイヤモンド・プリンセス号での感染患者の治療を最早期に請け負ったのは，横浜市内の2つの医療機関（横浜市立大学附属市民総合医療センターと横浜市立大学病院）です。この2つの病院の医療スタッフについて，のちに詳細なメンタルヘルス調査がなされました[1]。この調査では，

新型コロナウイルス感染症治療に直接携わったスタッフだけではなく，それ以外のスタッフも多数含まれていました。しかも，職種も医師や看護師のみではなく，理学療法士や作業療法士などのリハビリテーション・スタッフや，薬剤師，臨床検査技師，事務職員なども含まれていました。ダイヤモンド・プリンセス号からの入院患者は，2つの病院合わせて20名でしたが，4,000名を超える両病院の全スタッフが調査対象となったのです。

(2) スタッフ調査

　この調査結果[1]は，のちに日本中で引き起こされた大混乱をよく予想するものであり，また調査内容も詳細であるので，ここで詳しく紹介します。上記スタッフのうち約7割が質問紙調査に協力し，最終的に2,697名のデータが詳しく解析されました。そのうち業務上，新型コロナウイルスへの感染リスクが高いと考えられたスタッフ（感染高リスクグループ）は536名でした。精神症状については，うつ状態などの全般的なメンタルヘルスと，外傷後ストレス障害（PTSD）などのトラウマ反応が調べられました。

　感染高リスクグループのうち，39%に全般的なメンタルヘルス悪化の兆候が表れていましたが，それ以外の感染低リスクグループでも，34%に同じ傾向が見られました。同様にトラウマ反応についても，前者の9.7%，後者の6.3%に強く症状が見られました。すなわち，メンタルヘルスの問題は，感染高リスクグループではもちろんでしたが，その他新型コロナウイルス感染症患者に接することがなかったスタッフにも及んでいたことがわかります。つまり，院内全体に強い不安と恐怖，戸惑いが広がっていました。

　また，女性スタッフのほうが男性スタッフに比べ，有意にメンタルヘルス状況が悪かったこともまた大きな特徴で，これは国内外の他の多くの報告でも共通しています[2,3]。職種で見ると，医師よりも看護職のメンタルヘルスが悪いという結果で，これも国内外の報告と一致しています[2,4]。しかし，興味深いことに最も悪い職種は事務系スタッフでした。日本での

感染早期であったために，知識不足がこうした結果を招いたのかもしれませんが，あとで述べる周囲の人々の偏見・差別も，影響していた可能性があります。

　同時に行われた26項目のストレス調査項目の結果は，のちの解析で，きれいに6つの因子に分かれました。すなわち，①感染不安，②孤立と被差別感情，③疲弊，④（組織に）守られている感覚，⑤仕事負荷，⑥テレビやインターネット視聴。これらのうち④以外は，すべてネガティブな方向のストレスです。

　とても興味深いのは，「感染不安」は感染高リスクグループのメンタルヘルスに関連がない一方で，かえって感染低リスクグループに関連していたことです。そして，両グループのメンタルヘルスに密接に関連していたのは，孤立感や他人から避けられているといった「孤立と被差別感情」でした。医療職というと，自分が感染するのではないか，あるいは誰かに感染させてしまうのではないかという「感染不安」が最も問題となりそうです。しかし，この調査結果に見るように，実際には感染症の生物学的側面がもたらす不安のみならず，あるいはそれ以上に，偏見や差別からもたらされるストレスもまた大きいことが，本邦では報告されています[5]。このような社会的なネガティブな反応については，のちに詳しく見ていきます。

(3)　情報不安

　さて，感染低リスクグループについては，「テレビやインターネット視聴」が，メンタルヘルスの悪化に大きく関係していました。高リスクグループの人々は実際の患者に接する機会も多く，正しい情報も知りうる立場にいる一方で，低リスクグループの人々は，不安に感じても正しい情報になかなか接することができなかったことを表しているのでしょう。結果として彼らは，テレビやインターネットなどから情報を得るほかなく，それが安心を高めたというよりも，不安をよりいっそう強めた可能性があります。

　これは，不安になればなるほど関連した情報に注意・関心が集まってしまうという**注意バイアス（attentional bias）**[*1]と言われているもので，

不安がいっそうの不安を招くといった悪循環に陥ってしまいます[6]。このことから国連の機関間常設委員会 (IASC) や米国の疾病管理予防センター (CDC) が出版したメンタルヘルス・ケアガイドライン[7),8)] では，新型コロナウイルス感染症に関するメディア情報を見過ぎないように，という警鐘も鳴らされました。

(4) 小括

　さて，以上の結果をまとめてみましょう。新型コロナウイルス感染症患者を受け入れると，①スタッフのメンタルヘルスは悪化するが，それは院内全体に伝播する。②男性よりも女性が悪くなりやすい。③看護職が医師職よりも悪くなりやすいが，広範な職種に不安が及ぶ。④偏見や差別に苦しめられ，孤立しやすくなる。⑤情報が少ないと他のメディア情報に頼りがちになり，それがメンタルヘルスのさらなる悪化を招いてしまう。

　これらの特徴は，新型コロナウイルス感染症の治療やケアをめぐるさまざまな困難をよく表していて，のちにさまざまな医療機関で同じ困難が繰り返し，繰り返し引き起こされていきます。

2．モラル・インジュリー（職業モラルの傷つき，道徳的傷つき）

(1) モラル・インジュリーとは

　医療・介護職特有のストレスとして，以前から「**燃え尽き (burn-out)** [*2]」や「**共感疲労 (compassion fatigue)** [*3]」という言葉はよく使われてい

---

*1　あることに対して不安な感情や気持ちが強いと，ますますそのことに注意が向いてしまい，他の可能性や別の側面について考えられなくなってしまうような傾向（認知バイアス）。

*2　ストレスが強い状況や過労状況が続くときに生じる，エネルギーや感情面の枯渇，達成感の減退。対人支援職によく見られる現象。バーンアウト。

*3　支援しようとする人への共感や同情，同一化によって引き起こされる疲弊状態。対人支援職に特有の情緒的問題。

した。ところが，今般の新型コロナウイルス感染症パンデミック以降，世界中の医療・介護従事者に共通する苦悩を表す言葉として，**モラル・インジュリー（moral injury）**という言葉もまたしばしば使われるようになりました[9]。

　この言葉はもともと，米国などの軍人のトラウマを表す言葉としてよく使われていました[10]。職業上の信念となっていることに反してしまったのではないかという自責感情であり，自分の落ち度のせいで仲間やチーム，あるいは助けるべき人々に迷惑をかけてしまった，取り返しのつかないことをしてしまったのではないか，というような感情です。燃え尽きや共感疲労が，どちらかというと個人の情緒的問題に焦点が当たっているのに比べ，モラル・インジュリーは，集団アイデンティティや帰属感と強い関連があることが特徴です。

　この「モラル・インジュリー」という言葉が，パンデミック以降，最もよく用いられたのは看護職です。言うまでもなく，看護職はチームで動かなくてはならず，チームのなかでの役割やヒエラルキーが明確で，各自のチームへの帰属意識も他の職種よりもずっと高いのが特徴です。したがって，感染予防や他の業務において，職責をうまく果たせずチームに迷惑をかけたと感じることは，耐え難い苦痛となります。

(2)　語り合えないこと

　さらにまた，チームの凝集性（まとまり）を維持するために行ってきたさまざまなコミュニケーション上の工夫が，このパンデミック下では非常に行いがたくなっています。たとえば，著者がケアに入った病院では，特に救急部門のスタッフなどは普段から頻繁に食事会に行き，そこで語り合い，励まし合ってさまざまな苦難を乗り越えていました。ところが，現在では夜の食事会や飲み会はおろか，院内での昼食でさえ，「黙食」を余儀なくされています。チーム力を伸ばすためのいろいろな工夫が十分に行えない，それが個人の対処能力とともにチームの凝集性にも大きな影を落としてしまっています。

モラル・インジュリーが起こったとしても，それを癒すべきシステムが
うまく働かなくなっていることは，多くの管理職が特に感じていることだ
と思います。著者が支援に入った病院でも，師長や看護部長は，「スタッ
フが苦労していると思うが，彼らの苦悩をよく把握できないことが不安」
と訴えていました。特に，救命センターのような若いスタッフが多い部門
ではそうでした。ライン外からの支援が必要となる大きな理由が，こうし
たチーム力低下を補ってほしいという現場の切実なニーズです。

(3)　患者・家族に寄り添えないこと

　また，看護職はその教育において，患者に寄り添い，患者目線に立って
ケアをすることを徹底して学びます。もちろん，これは介護スタッフにも
言えることです。ところが，新型コロナウイルス感染症患者に対しては，
適切な感染予防を行い，すなわち患者とは可能な限り物理的距離を取り，
厳格な感染防御手順に従わなければなりません。**個人防護具（PPE）**＊4を
装着していると表情も患者からは見えにくく，やむを得ないとはいえ，"非
人間的な"環境下で生死に直面した治療を行わなければなりません。さ
らに，治療の甲斐なく患者が亡くなられた場合は，家族にも会わせること
なく看取らなければなりません。つまり，遺族，看護スタッフ双方に大切
な「**エンゼルケア**＊5」が十分できないのです。自責感とともに，無力感
（helplessness）を感じることも少なくありません。

　モラル・インジュリーは，それ自体，看護職，介護職にとって自らの職
業アイデンティティに関わる根幹的な問題なだけに，なかなか言葉として
表現することができません。むしろ激しい怒り感情となって表れることも

＊4　感染予防のための特別な装備用品。手袋やマスク，ガウン，キャップ，ゴーグル
　　など，状況に応じて装着する。新型コロナウイルス感染症患者・入所者等に接触す
　　る場合は，着脱に専門的なトレーニングが必要となり，装着者の活動にも大きな制
　　約が生じる。
＊5　患者や入所者が院内・施設内で死亡した場合にスタッフが行う遺体へのケア。清
　　拭や着替え，死化粧などがある。新型コロナウイルス感染症患者の死去の際は，感
　　染予防の観点から通常のケアは制限される。

あるでしょう。ただその背景には、こうしたスタッフの強い自責感情があることを念頭に置く必要があります。

3. 身体疲弊

(1) 疲弊の問題

　新型コロナウイルス感染症病棟で働くスタッフにとって特有の問題となるのが、この疲弊の問題です。2020年2月という早い時期での武漢からの報告[11]では、「私たちに必要なものは心理療法家ではなく、まとまって取れる休みと、十分な感染防護用品だ」という悲痛な叫びがありました。実際に私たちが支援に入った医療施設でも、必要となることはまずは休息の確保でした。一般に、過重な労働や職業性ストレスは睡眠不足をもたらします[12]が、新型コロナウイルス感染症対応にあたるスタッフの最も多い訴えの一つが睡眠障害である[2),3),13)]ことには、十分留意しなければなりません。

　さらに、最近のレビュー[13]によると、こうした過重労働は明らかに感染リスクを上げることがわかっています。たとえば、不適切な手指消毒やPPE装着といった感染予防対策の不備だけでなく、1日12回以上の感染患者との密接なコンタクト、1日15時間以上（！）の激務などです[14]。このような報告があること自体、コロナ病棟の深刻な状況を表していますが、同時にこれらの報告は、過重労働が疲弊を招くのみならず、感染リスクさえも上昇させかねないことを強く示唆しています。とりわけ睡眠不足は、ただちに注意・集中力低下を招き、ようやく慣れた防護手順の順守を危うくさせてしまいます。また、睡眠不足の長期化は免疫力低下をも招くわけですから、感染予防の観点からもよくありません。

　そもそもPPEの長時間の装着自体、身体的にはかなりストレスフルで不快なことです。身体的な自由さが失われるのはもちろんのこと、発汗や物理的圧力などで皮膚を傷つけやすく、（トイレに行きづらいこともあっ

て）水分を控えた結果，脱水が引き起こされやすくなります。一方で，PPE を装着することの安心感も大きく，それが不十分な場合の不安やストレスもまた大きいことには留意しなければなりません。すなわち PPE の装着は，心身にとって大きな負荷にもなれば，また文字どおり防護的にも働くということです[15]。

(2)　交替の難しさ

さて，著者らが訪問した多くの医療施設の管理職は，このような過重労働や疲弊が，勤務者の労働衛生上きわめて危険であることはよく認識していました。また多くの医療機関では，交替要員がいないわけではありませんでした。しかしながら，前線スタッフの疲弊を止めることはなかなか困難でした。なぜかといえば，このような最前線の病棟で働くスタッフを育てること，感染防護手順を十分習得したスタッフを育てることは簡単ではないからです。

そもそも感染防護の観点からは，**クラスター**[*6]を防ぐためにも，**レッドゾーン**[*7]で働くスタッフはできるかぎり少人数であることが望まれます。このような理由から，結果として，特定のスタッフに過重な勤務がのしかかってしまいます。また，最前線の病棟勤務を人事異動として命じることも，実際にはなかなか困難です。

このような理由から，前線スタッフの困難さはなかなか他部門とは共有しづらく，院内格差のようなことが生じてしまいやすいのも，新型コロナウイルス感染症治療に特有なことだと思います。

---

*6　感染症対策で用いられる場合，ある感染症が（感染）発端者から集団で発生すること。アウトブレイクと言われることもある。厚生労働省では 5 人程度以上の集団感染と定義している。

*7　新型コロナウイルス感染症患者や，それが疑われる患者と直接接触する可能性がある，あるいは感染性が高いと考えられる場所。一方で，感染性がなく安全と考えられる場所をグリーンゾーンと言い，その中間的な場所（防護具を着脱する場所など）をイエローゾーンと言う。また，こうした区分けを行うことを「ゾーニング」と言う。

(3)　病院全体が巻き込まれる

　一方で，新型コロナウイルス感染症対応に直接関わっていないスタッフは，普段どおりに仕事ができるのでしょうか。そのようなことはありません。上述した横浜の病院のように，新型コロナウイルス感染症に対応した病棟以外の病棟スタッフにも，さまざまな影響が及んできます。特に院内でクラスターが発生すると，通常の勤務はまったく行えなくなり，日々のさまざまなルールの変更や人事，情報に，すべてのスタッフが振り回されてしまいます。クラスター発生は文字どおり，病院全体を揺るがす大きな災害となりますし，その影響は地域医療にも及び，スタッフの心身の疲弊は極大化してしまいます。こうしたクラスター発生時のスタッフのメンタルヘルス問題やそのケアについては，第3章でくわしく考えてみます。

❙ 4．周囲のネガティブな反応と孤立感

　冒頭で紹介した，ダイヤモンド・プリンセス号の患者を受け入れた病院の報告にあるように，新型コロナウイルス感染症に関わることの大きなつらさは，周囲からのネガティブな反応にもさらされることです。通常，自然災害支援に関わると，それは支援者として称賛されることはあっても，非難されたり差別されたりすることはありません。そのような意味で，このような周囲のネガティブな社会的反応にさらされることこそ，新型コロナウイルス感染症治療やケアに関わる際のきわめて特有な現象と思います。

　2020年10月に，政府の新型コロナウイルス感染症対策分科会の「偏見・差別とプライバシーに関するワーキンググループ」から，貴重な報告[5]がありました。当時，感染拡大予防の声ばかりが大きく，この報告はあまり着目されませんでしたが，その内容はショッキングなものでした。ワーキンググループに所属する三重県知事の鈴木英敬氏が，全国の偏見・差別に関する実態調査の結果を公表したのです[5]。

　それによると，医療従事者は敬意を払われているどころか，さまざまな偏見にさらされている実態が浮き彫りとなりました。たとえば，感染者の

濃厚接触者ではないスタッフが，子どもの学童保育や保育所の受け入れを断られたり，配偶者が職場から出勤停止を命じられたりしていました。あるいは，子どもが学校でいじめられたり，病院職員が，店舗の予約拒否，保育園卒園式への出席拒否，タクシーの乗車拒否に遭ったりした等々です。残念なことに，こうしたデマや偏見に関する全国自治体への医療従事者からの相談件数は，感染者や家族へのそれと同様に，あるいはそれ以上に多い状況が明らかとなりました[5]。

　そもそも医療従事者は，先に述べたモラル・インジュリーに関連した不安もあり，勤務外での感染を極端に恐れています。そうした恐れには，身体的不安もさることながら，それ以上に感染した場合の社会的制裁への恐怖もあります。そのため他業種の人々に比べ，とても抑制的な生活を送っています。これは著者らが2020年に行った勤労者への調査結果[16] からも明らかで，「（新型コロナウイルス感染症のせいで）外出を控えている」と答えた人は，製造業や運輸交通業など，ほとんどの職種で50％前後であったのに対し，医療介護業では76％に達していました（第10章参照）。このような医療・介護従事者の萎縮的生活は，上述したように，チームとしての機能を低下させているばかりか，個人の対応能力をも低下させている可能性があります。

　また医療・介護従事者は，新型コロナウイルス感染症治療・ケアに関わることによって，最もサポーターであるべき家族からの支持も得づらくなります。そしてしばしば，仕事を優先するのか，あるいは家族を優先するのかといった，**役割葛藤（role conflict）**[*8] に陥ってしまいます。とりわけ前線で働くスタッフは，家族やパートナーに感染させてしまうのではないかという恐れもあり，別居することも少なくありません。こうしたことから，どうしてもスタッフは孤立に陥りやすくなり，離職に至る大きな理由となってしまうこともあります。

＊8　一人の人間が担っている複数の役割間で葛藤が生じること。普通は葛藤が生じない役割（通常，葛藤的な役割は回避される）でも，状況によって強い葛藤が生じる場合がある。

5．おわりに

　さて，以上，新型コロナウイルス感染症に関わることで生じる医療・介護スタッフのさまざまなストレスについて述べてきました（表1-1）。これらのストレスは，新型コロナウイルス感染症に特有のものもあれば，そうでないものもありますが，最も大きな特徴は，それらが短期間で終わらず，長期化することです。短期であれば，心身のダメージも少ないのですが，これらのストレス状況が長期化すると，さまざまな心身の失調が生じてきます。

　では，こうした状況に置かれたスタッフに対してどのようにケアをすればいいのか，それについては次章以降，考えてみたいと思います。

表1-1　コロナ対応スタッフにふりかかる心理的問題

1．感染不安
　（ア）感染するのではないかという不安
　（イ）感染させてしまうのではないかという不安
　　　　➡トラウマ症状を引き起こしやすい
2．モラル・インジュリー
　（ア）チームに迷惑をかけたのではないか
　（イ）患者への対応が間違っていたのではないか
　（ウ）職務をうまく果たせなかったのではないか
　（エ）家族や周囲の人々に迷惑をかけてしまったのではないか
　　　　➡うつ症状，極端な萎縮生活を引き起こしやすい
3．身体的疲弊
　（ア）長時間労働による疲弊
　（イ）睡眠不足
　（ウ）PPE装着に伴う苦痛
　　　　➡事故機会や被感染性が高まる。怒りや不満につながりやすい
4．周囲のネガティブな反応への曝露
　（ア）被差別感
　（イ）家族やパートナーに対する役割葛藤
　　　　➡孤立化，萎縮生活に陥りやすい

◎本章のポイント◎

❶ 新型コロナウイルス感染症ケースを受け入れると，その対応に直接あたるスタッフのみならず，全病院（施設）スタッフに不安や葛藤が広がる。

❷ 女性スタッフや看護スタッフはメンタルヘルス上，特に問題となりやすい。

❸ スタッフに生じやすい問題として，職務に関わる罪責感情（モラル・インジュリー〈moral injury〉）がある。

❹ 長時間勤務等による疲弊や睡眠不足により，メンタルヘルスの悪化はもとより，感染性もまた高まってしまう。

❺ 周囲のネガティブな反応や，勤務外の極端な萎縮生活は大きなストレッサーとなる。

【文献】
1） Ide, K., Asami, T., Suda, A., Yoshimi, A., Fujita, J., Nomoto, M., Roppongi, T., Hino, K., Takahashi, Y., Watanabe, K., Shimada, T., Hamasaki, T., Endo, E., Kaneko, T., Suzuki, M., Kubota, K., Saigusa, Y., Kato, H., Odawara, T., Nakajima, H., Takeuchi, I., Goto, T., Aihara, M., & Hishimoto, A. (2021) The psychological effects of COVID-19 on hospital workers at the beginning of the outbreak with a large disease cluster on the Diamond Princess cruise ship. *PLoS One*, **16** (1), e0245294. [DOI: 10.1371/journal.pone.0245294]

2） Lai, J., Ma, S., Wang, Y., Cai, Z., Hu, J., Wei, N., Wu, J., Du, H., Chen, T., Li, R., Tan, H., Kang, L., Yao, L., Huang, M., Wang, H., Wang, G., Liu, Z., & Hu, S. (2020) Factors associated with mental health outcomes among health care workers exposed to coronavirus disease 2019. *JAMA Network Open*, **3** (3), e203976. [DOI:10.1001/jamanetworkopen.2020.3976]

3） Zhang, W., Wang, K., Yin, L., Zhao, W., Xue, Q., Peng, M., Min, B., Tian, Q., Leng, H., Du, J., Chang, H., Yang, Y., Li, W., Shangguan, F., Yan, T., Dong, H., Han, Y., Wang, Y., Cosci, F., & Wang, H. (2020) Mental health and psychosocial problems of medical health workers during the COVID-19 epidemic in China. *Psychotherapy and Psychosomatics*, **89** (4), 242-250. [DOI:10.1159/000507639]

4) Awano, N., Oyama, N., Akiyama, K., Inomata, M., Kuse, N., Tone, M., Takada, K., Muto, Y., Fujimoto, K., Akagi, Y., Mawatari, M., Ueda, A., Kawakami, J., Komatsu, J., & Izumo, T. (2020) Anxiety, depression, and resilience of healthcare workers in Japan during the coronavirus disease 2019 outbreak. *Internal Medicine*, **59** (21), 2693-2699. [DOI: 10.2169/internalmedicine.5694-20]

5) 鈴木英敬 (2020) 新型コロナウイルス感染症対策分科会 偏見・差別とプライバシーに関するワーキンググループ (第3回), 偏見・差別の実態と取組等に関する調査結果. [https://www.cas.go.jp/jp/seisaku/ful/wg_h_3_6.pdf] (2021/8/2アクセス)

6) Mathews A. (1990) Why worry?: The cognitive function of anxiety. *Behaviour Research and Therapy*, **28** (6), 455-468. [DOI: 10.1016/0005-7967 (90) 90132-3]

7) 福島県立医科大学医学部・災害こころの医学講座. IASC 新型コロナウイルス流行時の心のケアについて. [https://www.d-kokoro.com/] (2021/8/2アクセス)

8) Centers for Disease Control and Prevention [https://www.cdc.gov/coronavirus/2019-ncov/daily-life-coping/managing-stress-anxiety.html#everyone]

9) Hossain, F. & Clatty, A. (2021) Self-care strategies in response to nurses' moral injury during COVID-19 pandemic. *Nursing Ethics*, **28** (1), 23-32. [DOI 10.1177/0969733020961825]

10) Norman, S.B., Maguen, S., & National Center for PTSD. Moral Injury. [https://www.ptsd.va.gov/professional/treat/cooccurring/moral_injury.asp] (2021/8/2アクセス)

11) Chen, Q., Liang, M., Li, Y., Guo, J., Fei, D., Wang, L., He, L., Sheng, C., Cai, Y., Li, X., Wang, J., & Zhang, Z. (2020) Mental health care for medical staff in China during the COVID-19 outbreak. *Lancet Psychiatry*, **7** (4), e15-e16. [DOI:10.1016/S2215-0366 (20) 30078-X]

12) Yang, B., Wang, Y., Cui, F., Huang, T., Sheng, P., Shi, T., Huang, C., Lan, Y., & Huang, Y.-N. (2018) Association between insomnia and job stress: A meta-analysis. *Sleep Breath*, **22** (4), 1221-1231. [DOI:10.1007/s11325-018-1682-y]

13) Shaukat, N., Ali, D. M., & Razzak, J. (2020) Physical and mental health impacts of COVID-19 on healthcare workers: A scoping review. *International Journal of Emergency Medicine*, **13** (1), 40. [DOI:10.1186/s12245-020-00299-5]

14) Ran, L., Chen, X., Wang, Y., Wu, W., Zhang, L., & Tan, X. (2020) Risk factors of healthcare workers with corona virus disease 2019: A retrospective cohort study in a designated hospital of Wuhan in China. *Clinical In-*

fectious Diseases, **71** (16), 2218-2221. [DOI:10.1093/cid/ciaa287]

15) Cai, H., Tu, B., Ma, J., Chen, L., Fu, L., Jiang, Y., & Zhuang, Q. (2020) Psychological impact and coping strategies of frontline medical staff in Hunan between January and March 2020 during the outbreak of coronavirus disease 2019 (COVID-19) in Hubei, China. *Medical Science Monitor*, **26**, e924171. [DOI: 10.12659/MSM.924171]

16) Kobayashi, T., Maeda, M., Takebayashi, Y., & Sato, H. (2021) Traditional gender difference creates gaps in the impact of COVID-19 on psychological distress of Japanese workers. *International Journal of Environmental Research and Public Health*, **18** (16), 8656. [DOI: 10.3390/ijerph18168656]

第 2 章

クラスター発生時の外部支援

[前田正治]

1. なぜ外部支援が必要か

　前章で述べたように，新型コロナウイルス感染症対応にあたるスタッフには特有の，多くは経験したこともないような大きなストレスが降りかかること，それゆえにメンタルヘルスケアが必要であることについては，ご理解いただけたと思います。

　一方で，新型コロナウイルス感染症対応を余儀なくされた病院に，いつも精神科や心療内科といった専門科があり，かつ，このような支援を行える体制があるわけではありません。むしろ，自前でそうしたスタッフを持っていない病院や施設のほうが，圧倒的に多いのが現実です。したがって，このような一般的な病院でメンタルヘルス支援を行うとなると，どうしても外部からの支援が必要になります。とりわけ院内・施設内でクラスターが発生した場合などは，その施設で働く医療スタッフのストレスはきわめて大きなものとなります。場合によっては，スタッフ個々はもちろんですが，組織自体が危機的状況に陥ってしまいます。したがって，ここでは特に院内・施設内のクラスター発生時のケアを念頭に置いて，考えてみたいと思います。

　さて，自然災害では，医療全般の緊急支援のためのチームがしばしば作られます。一定の研修を受けた医師や看護師，ロジスティックス要員からなる**災害派遣医療チーム（DMAT）***1が，その代表的な存在です。同様に，被災者のメンタルヘルスケアを行うための専門職チーム，**災害派遣精神医**

療チーム（**DPAT**）^{※2}をはじめ，心理職や福祉職からなる他のさまざまな支援組織も出動することになります。

一方で，今般のパンデミックでは，このような自然災害時のメンタルヘルスケア支援組織はあまり機能しませんでした。動くことが難しかったのです。たとえば，DPATを例にとると，そのメンバーはほとんど公立・民間病院等の職員なので，支援するとなると所属する施設長の許可を得なければなりません。しかしながら，所属病院の院内感染の恐れや風評被害への懸念もあって，なかなか派遣に同意しづらい現実があります。なんと言っても自然災害と違い，どのように支援を行っていいのか，どのような問題が発生し，どのように対応すべきか，そのノウハウや経験がほとんどないというのが最大の問題であると思います。

私たちもまた同じく，新型コロナウイルス感染症が流行した当初は，こうした支援に入ることを具体的に考えていたわけではありません。2021年2月に世界保健機関（WHO）の紹介で，国連の機関間常設委員会（IASC）のメンタルヘルスケア・マニュアル¹⁾を翻訳するワーキング・グループを立ち上げたのが始まりです。その後は，試行錯誤のなかで支援の在り方を模索していきました。

そして，まもなく始まった第一波の襲来とともに，そのメンバー（筆者が所属する講座スタッフ）が主体となり，福島県の関係者と軽症者療養施設への支援を始めました（第9章参照）。その後，東京や北海道などに比べると感染症状況はさほどひどくなかった福島県でも，クラスターがしばしば発生するようになりました。2021年春以降は，福島県の病床使用率が急激に上昇し，ゴールデンウィーク明けには8割に迫る，全国的に見ても

＊1　災害（多くは自然災害）発生時，特に急性期に出動する医療チーム。日常的にはさまざまな職場で通常業務にあたっている（事前登録済みの）医療者が，災害支援時のみに結成される時限的なチーム。医師，看護師，ロジスティック担当職員などからなる。

＊2　DMATとほぼ同じ形態で，災害時（多くは自然災害）に出動する精神科医療チーム。DMATよりもやや長期的に活動することが多い。

きわめて深刻な状況になりました。

このようななか，私たち「こころのケアチーム」に対しても福島県からの出動要請が増え，多くのクラスター発生病院・施設への支援に赴くようになったのです。2021年10月現在まで，クラスター発生に見舞われた9つの医療施設や介護施設の支援に赴きましたが，以下はその支援体験からまとめたものです。

2．クラスター発生後の医療スタッフの問題とそのケア

いかに準備をしていたとしても，院内・施設内で新型コロナウイルス感染症患者を実際に迎え入れ，治療を行うことは大変なことです。いわんや予期せぬかたちで入院患者や入所者，あるいはスタッフ複数に感染者が出てしまうと，その混乱は大変なものとなります。その影響は院内・施設内全体に及び，コミュニティの医療福祉にも影響を与えてしまいます。起こりうるメンタルヘルス上の混乱を，医療機関を念頭に，時系列的に3つの時期に分けてまとめてみます。

(1) 発生直後から1〜2週間（急性期）

第一波の頃とは違い，現在では多くの医療機関でクラスター（院内アウトブレイク）発生に対する心構えはできていると思います。また，医療関係者の多くがワクチンを接種しているのは，とても心強いことは間違いありません。とは言え，実際に患者やスタッフに陽性者が出て，それが複数名にまで広がったことが明らかになると，その衝撃は大変大きなものとなります。

自前で**感染制御チーム（ICT）**[*3]を持っている大規模医療機関の場合は

＊3　厚生労働省では，「病床規模の大きい医療機関（病床が300床以上）においては，医師，看護師，薬剤師及び検査技師からなる感染制御チームを設置し，定期的に病棟ラウンドを行い，指導・助言を行うこと」と定めている。専門性の高いスタッフからなり，院内感染対策を行う中核的存在である。

ともかく，そうでない中小規模の医療機関の場合は，保健所など外部専門組織の強い指導を受けなければなりません。通常診療はできなくなり，状況によっては多くのスタッフが入院あるいは施設，自宅等で休まなければなりません。通常の勤務体制は大きく崩れ，スタッフが感染あるいは濃厚接触となり手薄となった病棟には，応援を出す必要が生じます。数日間は，専門家や行政の指導の下に，**ゾーニング**＊4，個人防護具（PPE）装着訓練などの**感染対応（コホーティング）**＊5に追われます。対策はまったくもって時間との勝負なので（ここで対応が遅れると，感染状況は一気に悪化します），まさに「訳のわからないうちに」数日が経過することになります。

　院内ルールはめまぐるしく変わり，さまざまな情報が飛び交います。入院中の患者の転院も検討しなければなりませんが，なかなか簡単には受けてもらえません。転院どころか通常の（院外）外来診療さえ，受けてもらえません。クリーニング，清掃，給食，売店等を外部に委託している場合，企業はほぼ一斉に撤去するために，これらを残ったスタッフが手分けして行わなければなりません。この，外部の人たちが一斉に撤去し，自分たちが取り残されたような状況は，心理的には非常につらいものです。

　もちろん，患者やその家族の不安も非常に大きく，その対応にも追われます。また，地域の人々からの苦情や嫌がらせも，この時期はつらいものがあります。こうした周囲のネガティブな反応は，時間の経過とともになくなるのが通常ですが，外部との対応をしなければならないソーシャル・ワーカーや事務職員にとっては，ひどく堪える出来事です。

(2)　1～2週間後から業務再開まで

　クラスター発生初期，急性期は，突然竜巻が襲ってきたようなかたちで，数日はあっという間に過ぎてしまいます。この間は，眠れない日が続くこともあるでしょうし，心身ともに大変つらい時期ではあるものの，メンタ

＊4　第1章の脚注＊7（9頁），第9章の脚注＊4（135頁）を参照。
＊5　入院・入所患者を，感染者，濃厚接触者，それ以外の者，というふうに居室を分けること。病棟単位で分けることもある。

ルヘルスが大きな問題となるのは少し遅れてから，たとえばクラスター発生後1，2週間経過してからです。

　このように遅発性にメンタルヘルスのダメージが生じるのは，自然災害後の経過と，とても似ています。すなわち，発災直後は，それがいかに大変であっても，個々人が頑張ることでなんとか乗り切れる時期であり，深刻な疲弊をさほど実感することなく過ぎていきます。無力感や失望感，怒りなどの感情や深い疲弊感が生じてくるのは，むしろ急性期が過ぎてからでしょう。

　それでも感染状況が速やかに改善すればよいのですが，新型コロナウイルス感染症のやっかいなところは，気がついたときには感染者が予想以上に広がってしまうことです。初期では必死に感染対応を行うのですが，それが功を奏するまでの数日の間に感染者が増えていき，どれほど対応しても感染者の増加に歯止めがかからないような状況が続く，これが一番堪えます。無力感に陥ることもしばしばで，この状況が永遠に続くような気持ちに襲われます。クラスター発生前の「平和な時」が，本当に昔のことのように感じます。

　この時期に医療従事者が経験することの多い感情の波と，それらへの対応を以下に示します。

① 感染不安と情報不安

　患者はもちろん，職場の同僚や上司が次々と感染していくような事態では，感染不安はそれまでと比べものにならないくらい強くなっていきます。ゾーニングが設定されても，しばしばよくわからない経路で感染状況が広まってしまいます。このような恐怖は周囲の人々に伝播し，「○○病棟があぶない」といったようなうわさが飛び交います。また，クラスターの発端や責任をめぐっても，さまざまな情報が飛び交っていきます。これは，匿名性が守られた科学的な疫学調査と違い，いわば犯人探し（scapegoating）ですし，施設内の人間関係にも亀裂を生みます。

　とにかく，この時期は情報不安が最も深刻で，いかに正確な情報をスタッフ間で共有するかが非常に大切となります。LINE や院内メール，壁

紙（ライティングシート）などを積極的に活用しなければなりません。また，このような情報共有は，なるべく休んでいるスタッフとも共有するべきでしょう。特に休んでいるスタッフにとっては，情報が入ってこないことはとても大きな不安となります。身体状況にもよりますが，可能であれば毎日連絡を取るか，SNSなどを用いて情報を共有することは，とても大切です。

　また，家族やパートナーへの感染も不安となります。医療職員同士がパートナー・家族になっていることも珍しくなく，ホテル生活などを保障することも非常に大切です。周囲からの誹謗中傷といったことがあるとすれば，この時期までが最もひどいので，程度によっては（人権に関われば）法務局や，（子どもに対するいやがらせ等があれば）教育委員会などの公的機関に相談するべきです。

② 身体的疲弊と不眠

　急性期からの緊張状況が長く続くと，身体的な疲弊もまた大きな問題となります。この時期は連日長時間の労働が続くため，休息欲求はきわめて高くなりますが，それをなかなか言い出せる状況ではありません。文字どおり，不眠不休という感じで働き続ける状況が続きます。第1章で述べたように，身体的には疲弊しているにもかかわらず，時間的制約から（あるいはしばしば過覚醒から）睡眠が十分に取れません。睡眠が取れないために身体的疲弊もまた改善せず，疲労感は次第に蓄積していきます。

　このような状況下ではスタッフの個々のパフォーマンスも下がり，事故や感染のリスクも高まります。著者が経験したある病院では，多くのスタッフが満足に睡眠を取れない状況が長く続き，結果として管理職も含め，感染予防に知識や経験のあるスタッフが次々に感染してしまいました。これは，まさに疲弊が招いた感染の連鎖と言えます。こうした状況はますますスタッフの感染防護の自信を下げ，さらなる混乱を招いてしまいます。この時期の管理職や支援者の大きな役割は，適切にスタッフの休息を強く促す（場合によっては命じる）ことですし，それがほとんど唯一，こうした疲弊と感染の連鎖を止めるための手段となります。

そのためにも外部支援チームは，院内スタッフの疲弊や，のちに述べる抑うつ感情がどのくらい強くなっているかについて，客観的に把握しなければなりません。たとえば，最も疲弊が強いであろう病棟や部門を特定し，そこに所属するスタッフに（なるべく遠隔による）全員面談を行うことです。全員面談が難しければ，スクリーニング用質問紙を用いて把握することも可能です。

　管理職に現状を客観的に理解してもらうためにも，質問紙は標準化された信頼あるものを使ったほうがよいでしょう。著者らは PHQ-9（Patient Health Questionnaire-9）（図 3 - 1 参照）という，うつ症状のスクリーニングに特化した質問紙を用いましたが，その際全体の得点だけではなく，特に自殺リスク査定項目（第 9 項目）には注意を払いました。

　こうした調査によって，疲弊感やメンタルヘルス状況について客観的に把握できるようになれば，次の方策，たとえば休息の取り方や業務再開の時期等の計画，人事も立てやすくなります。何よりハイリスク・スタッフを特定できるので，そのスタッフへのケアや，場合によっては受診勧奨や専門医紹介も可能となります。

　このように，スタッフの疲弊度やメンタルヘルス状況を客観的に把握することは，外部支援チームの非常に重要な役割となります。

③ 罪責感

　新型コロナウイルス感染症病棟で働くスタッフには，**職業モラルの傷つき（モラル・インジュリー，道徳的傷つき）**[*6]がつきものです。第 1 章で詳しく述べていますが，対応スタッフの大きな問題は，疲弊に加えて抑うつ症状の出現がありますが，その背景にはこのような自責感情の存在があります。たとえば，スタッフが PCR 検査で陽性となった場合，長期間勤務を休まなければなりません。感染したことに加えて，他のスタッフに迷惑をかけてしまったという罪責感が生じてしまいます。私たちが支援に

[*6]　うまく職責を果たせなかったのではないか，チームに迷惑をかけたのではないか等々の自責感情を持つこと。第 1 章 2 . を参照。

入った病院では，陽性となったスタッフの約4割に，強い抑うつ状態が出現していました。

　また，クラスターが発生すると，師長をはじめ管理職には，「部下を守れなかった」といった罪責感情が生じてしまいます。管理職にとっては，不安に陥ったあるいは不信感が強まったスタッフのケアもまた，大変なことです。管理職は孤立しやすく，メンタルヘルス上もリスクが非常に高いと言えますが，こういった問題もクラスター初期には表面化せず，時間が経過してはじめて顕在化します。

　この時期には，上述したようなスクリーニング調査を行い，特にこうした罪責感情を抱きやすいグループや個人に焦点を絞って，ケアすることが大切となります。抑うつ症状が強い場合には早期の受診を促す必要がありますし，とりわけ睡眠障害の有無はその重要なサインとなります。また，このような自責感情が強まった結果，希死念慮を抱く場合も少なくないので，十分に注意する必要があります。

④ 無力感と怒り，不信

　クラスター発生後，なかなか感染状況が改善しないと，ときとしてスタッフに強い無力感情や失望感が生じます。専門的には**学習性無力感 (learned helplessness)** [7]と言われるような気持ちです。このような気持ちは，多くの場合2つの方向に収斂していくことが多いと思います。ひとつは上述した抑うつ感情，もうひとつは怒りや不信感で，この抑うつ感と怒りはコインの表裏をなすものです。特に後者は，組織の在り方自体にも大きな影響を及ぼします。

　たとえば，新型コロナウイルス感染症対応スタッフ間でよく聞かれるのが，「不安というよりも不満」という言葉です。個人の努力ではなかなか状況は改善せず，またそうした状況が長引き，（クラスター発生時にはやむを得ないことですが）ルールや方針が朝令暮改のように変わってしまう

---

[7]　「何をやってもだめではないか」「自分の努力は無駄ではないか」というような無力感に陥ってしまうこと。自己の対処能力への強い疑問・不信とも言える。燃え尽き（バーンアウト）に伴うことが多い。

と，スタッフ間で不信が渦巻いてきます。難しいのは，このような不安や不満を持ったスタッフを励ましたり，はけ口を作ったりすることがなかなかできないことです。これが自然災害であれば，同様に混乱した事態となってもお互い励まし合うような集会や食事会を設けることができるのですが，それが感染対策上なかなかできません。不安なまま各人が孤立してしまいます。

　管理職やチームリーダの役割は，不信に陥っているスタッフの気持ちをなんとか理解し，励ましてあげることです。ただ管理職も，日々の感染対応や人事等で疲弊しきっています。最も支援の必要性を感じているのは，多くの場合管理職でしょう。したがって，外部支援に入ったスタッフは，ライン外から積極的にスタッフの不安を聞き，励まし，勇気づけることです。単純なことですが，「終わらないクラスター，アウトブレイクはない」ということを強調することは大切です。上述したように，スタッフにとってはこの混乱が永遠に続くように感じられ，希望を失いそうになるからです。

　この時期には，スタッフ個々もさることながら，組織の在り方も問われてしまいます。スタッフの不満や怒りは，管理職や病院自体に向かい，感染対策はもとより，人事や経営の在り方にもしばしば批判が向けられます。感染予防の観点から，管理職はどうしてもスタッフに制限や指示ばかりをしがちとなりますが，スタッフからするといつも管理職から注意されてばかりという感じとなり，これもまた怒りや不満が管理職に向かう原因となります。外部支援者が管理職や職場リーダーに対する支援を特に心がける必要は，ここにあります。

　また，どのような医療機関でも，コロナ禍の以前から不和の種はあるものです。コロナ危機は，そのようなもともとあった組織上の弱点を表面化させ，スタッフの不満を爆発させてしまうこともあります。そのようなとき，スタッフにとってはコロナ禍と戦っているのか，組織と戦っているのかわからなくなってしまいます。したがって著者は，一般のスタッフに対しては，「敵は病院ではなく，コロナだ」というようなことを伝えていま

した。このような言葉が，疲弊し，不信感に陥っているスタッフの心にどれほど響いたかはわかりませんが，この時期のチームのまとまりの崩壊や，それに伴う**士気粗相（moral decline）**[*8]はなんとか避けなければなりません。外部支援チームにとっても，大きな試練のときと言えます。

　ところで，スタッフの疲弊やメンタルヘルスの悪化をもたらしている大きな原因のひとつが，第1章で述べたように，仕事外での萎縮的でかつ制限された生活状況，ライフスタイルです。特にクラスターが発生してしまうと，仕事場と家以外にはどこにも行けず，まるで自宅で謹慎蟄居（ちっきょ）しているような強い萎縮生活を余儀なくされてしまいます。それがまた，スタッフ個々のストレス耐性の低下を招き，場合によっては家族やパートナーとの不和をも招いていました。これでは，まさしくストレス負荷の連鎖，悪循環となってしまいます。

　外部支援者の役割のひとつは，感染予防に気をつけつつも，ストレス発散のためにできる限りの私生活上の工夫をしてほしいと伝えることだと思います。たとえば，運動などの気晴らしをしたり，家族やパートナーと一緒にどこかに出かけたりといったことです。特に，既存の職場のラインにあっては，クラスターが発生した施設管理者や管理職がこうしたことをスタッフに伝えることはなかなか難しいものです。著者らは，「頑張っている自分をほめ，自分にちゃんとご褒美をあげること」を繰り返し繰り返し伝えていました。スタッフを称賛しその労苦をねぎらうこと，休息やストレス発散を行うよう呼び掛けることは，外部支援者だからこそ響く言葉となるでしょう。

(3)　業務再開後

　さて，クラスターが発生してから感染制御対策が効果を奏し，PCR検査陽性者の数は少しずつ減少してきます。いつまで続くのかと思われたク

[*8]　チーム全体で目標や共同体意識を共有できなくなり，結果としてチームとしての機能やパフォーマンスが下がってしまうのみならず，個々人のモチベーションにも大きな影響を与えてしまう。

ラスター状況もようやく改善に向かい，それとともにスタッフも次第に落ち着きを取り戻してきます。クラスターによる感染者が2週間以上出現しない状況になると，本格的な業務再開のめどが立ってきます。この時期になると，当然ですが，外部の行政機関や感染防御チームは撤収します。たとえば，福島県ではクラスター終息とともに，それまで院内医療支援やベッド・コントロールなどにあたっていたDMATも撤収します。

　多くのスタッフや管理職にとって，急性期の混乱が激しいほど，この業務再開は大きな試金石となってきます。ひとつは，それまでの感染防御体制が今後も有効であるかという不安，もうひとつは，スタッフのモチベーションを保てるか，過去のトラウマ体験を克服できるかというメンタルヘルス上の課題です。

　前者に関しては多くの場合，病院再開後，時間とともにスタッフは自信を取り戻し，通常業務に服することが可能となります。一方，後者の場合，病院業務再開が近づくにつれ，スタッフは不安に陥ることも少なくありません。したがって著者らの「心のケアチーム」は，原則として再開後約1カ月間は支援を続けることとしました。他の支援が撤収するなかで，このように「私たちはしばらくとどまって支援を継続します」と言明することは，当該施設スタッフにとっては心強いようでした。

① スタッフの休息

　業務再開にあたっては，クラスター発生の規模が大きいほど慎重になります。必要最小限の診療部門から，暫時再開することになります。地域医療や病院経営の観点からは一刻も早い病院機能の回復が待たれますが，スタッフの疲弊やトラウマが強い場合には，スタッフの休息も必要です。すなわち，大病後の身体リハビリテーション同様の段階的回復が，病院機能回復にも必要となります。

　特に，業務再開後にはなかなか休息が取れなくなりますので，業務過多となっていたスタッフに対しては，業務再開前に適切な休みを取らせることが大切です。このような配慮はスタッフに安心感を与え，信頼感の回復にもつながるので，長期的に見れば組織の安定化につながるでしょう。

② 職場復帰

さて，再開にあたっては，長期間感染などのために休んでいた職員を職場に復帰させる過程が大切となります。筆者らのチームでは，このような（自宅待機も含め）休職中の職員については，可能な限り全員面談を行うことを提案しました。休職中も師長などから毎日連絡があった場合はまだしも，そうでない場合は復職に伴う不安が非常に強かったからです。

休職中のスタッフは，「休んでしまい皆に迷惑をかけてしまった」といった罪責感情も，強いものがありました。加えて，休職中に感染対策をはじめとした病棟内のさまざまなルールが大きく変わり，場合によってはチーム構造も大きく変わってしまうこともあります。戻ってみると「浦島太郎」のような状況に置かれ，非常に戸惑いを覚えたスタッフも少なくありませんでした。

休職者について，特に外部支援スタッフが念頭に置かなければならないのは，陽性（有症）者が職場復帰後も，新型コロナウイルス感染症の後遺症（残遺症状）に苦しむ場合が少なくないことです。さまざまな残遺症状のなかで，職場復帰にあたって特に問題となっていたのが，全身倦怠感や呼吸器症状です。数週間経過するとこうした残遺症状はほとんど回復していましたが，その間は看護業務のような身体的にも負担が大きい仕事は，かなりきつかったようです。

問題は，回復者が偏見などを恐れて，症状が残っていることを訴えないことです。医療関係者といえども，まだ症状が残遺していることをチームメンバーに言えば，たとえ医学的には感染性はないことは明らかとしても，「感染は大丈夫なのか」という懸念を持たれることを不安に感じて，我慢していました。したがって著者らの支援チームでは，陽性者の復帰の際には，後遺障害のチェックリストを作成してそれを必ず確認し，後遺障害が強い場合には復職も慎重に行うように提言していました（第3章参照）。

③ トラウマ後の成長

さて，以上のようなクラスター発生の過酷な状況から回復していくと，あらためてチーム医療の大切さ，互いのケアの大切さを学んだというス

タッフも少なくありませんでした。離職を決意したスタッフもいましたが、いずれにせよクラスターの体験は，医療者にとって大きなトラウマとなったと同時に成長の礎にもなったようです。

　ただ，著者らのチームもクラスター発生病院や施設の支援に追われ，再開後の長期的なフォローアップをできたわけではありません。クラスター発生がその病院・施設スタッフにどのような長期的な影響を与えたか，そしてその支援がどのようにあるべきであったかについては，今後の重要な検討課題と言えましょう。

3. 支援チームについて

　本章の最後に取り上げなければならないのは，外部支援チームの在り方や，支援チームメンバー自身のケアについてです。コロナ禍に見舞われた医療施設支援でも，自然災害時に出動するメンタルヘルス支援チームと同じような原則は当てはまります。たとえば，現場のニーズを第一に考えることや，長期的な視点でのケア等々です。

　その一方，コロナ禍特有の課題もあります。たとえば，新型コロナウイルス感染症に関する，あるいは感染防御の基本的な知識を持っていなければならないことです。さらに，外部支援チームもまた感染のリスクにさらされるため，感染防御専門家の助言をきちんと受けることは大変重要です。私たちのチームもそうした専門家の助言を聞き，話し合いながら支援を行っていました。

　支援に入った施設では，ゾーニングはすでに行われていましたが，クラスター発生急性期には全面的にそれに頼ることはできませんでした。特にメンタルヘルス支援は，当該施設スタッフとの時間をかけたインタビューを行うこともありますので，感染リスクとはいつも向き合っていかざるを得なかったのです。したがって，別章でくわしく述べるように，遠隔支援はきわめて重要な，不可欠な手法でした。クラスターが発生した施設内・院内に直接入る場合には極力その人員を減らし，まずは遠隔支援システム

を構築することが，多くの場合，最初の仕事でした。こうした遠隔支援については別章で詳しく取り上げられるのでここでは軽くしか触れませんが，遠隔支援なしには外部支援は行えないというのが率直な思いです。

　それでは院内・施設内に直接入って行うケアには，どのような意義や目的があるのでしょうか。大きく3つあると考えます。

　第一に，院長や看護部長，施設長などの管理職と直接会い，現在の状況や今後の方針・見通しなどについて意見交換することです。やはり対面のほうが信頼関係を醸成しやすいのは間違いないですし，現場の雰囲気も伝わりやすいので，特に支援のはじめや，要所要所で直接訪問することの意義は大きいと考えます。

　第二に，抑うつ状態が強いなど深刻な事態にあるスタッフに対しては，（多くの場合，遠隔面談後に）直接会って危機査定することとなりました。実際，こうして直接面談した場合には，専門科受診勧奨をする場合が少なからずありました。ときには希死念慮を有するスタッフもいるので，その際はアクリル板を立てた状態で対面説得しました。感染防御専門家からは15～20分以内での面談を勧告されていましたが，その時間を超えて面談せざるを得ないことも珍しくありませんでした（実際，危機対応においては，感染リスクを減ずることと支援を有効化することは，しばしばバランスを取ることが難しい問題です）。

　第三に，心理教育のための院内・施設内講話会の実施です。支援に入ったすべての施設や病院で，密にならないように気をつけつつ，スタッフを集めて複数回の講話会を催しました。ネット環境が整った施設ではWeb講話を行った場合もありますが，多くの場合は直接集まっていただきました。大人数ではできないので，比較的少人数で集まって，数回に分けて行うことが通常でした。こうした集団に対する早期の心理教育は，スタッフのメンタルヘルスへの理解を深めるためにも不可欠で，その後にスクリーニング調査を行ったり，遠隔支援を行ったりしました。パンフレットなども有効ですが，やはり（感染防護訓練と同じく）直接集まって行う心理教育は大切だと思います。

さて，直接面談したクラスター発生病院のスタッフは，原則として
PCR 検査で陰性を確認できた人々が多かったのですが，そうした被面談
者でも面談直後に陽性が判明することもあります。したがって，クラスター
発生が収束を見ていない時期での支援では，基本的に感染リスクはあるも
のと考えて面談していました。施設や病院によっては遠隔支援がすぐにで
きないところもありましたが，そうした場合でも，極力早く遠隔支援シス
テムの構築をお願いしました。繰り返しになりますが，支援スタッフの安
全を確保するためにも，遠隔支援の重要性は強調してもしすぎることはあ
りません。

4．おわりに

　コロナ禍に見舞われたスタッフケアにはどのようなものがあるか，国外
で報告された論文レビュー[2]から，表2-1にまとめてみました。これら
の多くは著者らのチームでも実際に行いましたが，いずれも有効であった
と思います。**セルフケア，ラインケア，ライン外ケア**[*9]，いずれのレベ
ルでも行える手法です。ただ，このような包括的ケアを行うには，多職種
による職種協働型のチームモデル (interdisciplinary model) が大切です。
もちろん，他の災害支援同様，ロジスティック担当職員の存在も重要です
(私たちの場合は，福島県職員や DMAT がその任にあたっていました)。
　こうして作られた外部支援チームが機能するためには，支援に入った病
院・施設との建設的な協力関係がなければならないのは言うまでもありま
せん。その際とても大切なことは，現地スタッフのなかで窓口となるよう
なスタッフとの良好な関係です。こうしたスタッフは，自然災害被災地で
は，保健師の役割を担うような存在となります。連携を密にして，現場の
ニーズを把握するように心がけましょう。

＊9　セルフケアは個々人で行うケア。ラインケアは上司・部下といった組織内の指示
　　系統 (ライン) で行うケア。ライン外ケアとは組織内のラインに基づかないケアで，
　　医療場面ではリエゾン看護師や各種委員会，組織外からのケア等がある。

表 2 - 1　新型コロナ感染症対応医療従事者へのケア

1．**サポーティブな環境づくり** 組織支援，行政支援，ピアサポート，専門的カウンセリング・チーム，オンライン・カウンセリング，対面カウンセリング（危機介入）など。 2．**励まし，動機づけ** 苦労の評価，ヨガなどのリラクゼーション，カウンセラーの派遣など。 3．**予防** 適切な用具支給，休息のための環境整備（ホテルなども含む），他部署からのスタッフ支援など。 4．**教育・トレーニング** ガイドラインなどの勉強会，オンライン研修会，惨事ストレス対策，マインドフルネス講習。 5．**遠隔コミュニケーション** SNS やビデオツールなどの活用（病棟間の行き来を減らす），健康アプリの活用。

（Vizheh et al., 2020を参考に著者作成）

　最後に，外部支援チームのスタッフ自身のケアについても触れておきたいと思います。支援に入るスタッフもまたストレスフルな状況に置かれるため，当然疲弊することもあれば，不安に陥ったり，無力感に悩んだりといったこともあります。筆者も当該施設スタッフの困難や苦悩を前にして，「どのように支援をすればよいのか」「いったい我々の支援は役に立っているのだろうか」と，自問自答することはしょっちゅうでした。また，支援の要請に追われ，自らのチーム・スタッフのケアにまで配慮が至らなかったのは事実で，これはおおいに反省すべきことです。支援チーム自身のケアをどうするか，今振り返ってみてもとても大きな課題であったと思います。

◎本章のポイント◎ ───────

１ クラスター発生後のメンタルヘルス問題は，発生直後よりも，しばらく経過してから顕在化しやすい。

２ さまざまな情報が飛び交うため，院内・施設内の細かな情報発信

が求められる。

❸ 外部支援者は，スタッフの疲弊やメンタルヘルス悪化の度合いを客観的に査定し，適切な助言等を行わなければならない。

❹ 管理職をはじめ，組織全体に対する（心理教育を含む）サポートが必要となる。

❺ 個別ケアは，遠隔支援が非常に有効である。

❻ 休職中のスタッフに対しては，後遺症対策を含め特別のケアが必要である。

❼ 業務再開前後は不安が非常に高まるので，可能であれば継続的なサポート体制を取る。

【文献】
1） 福島県立医科大学医学部・災害こころの医学講座，IASC 新型コロナウイルス流行時の心のケアについて．[https://www.d-kokoro.com/]（2021/8/2アクセス）
2） Vizheh, M., Qorbani, M., Arzaghi, S. M., Muhidin, S., Javanmard, Z., & Esmaeili, M.（2020）The mental health of healthcare workers in the COVID-19 pandemic: A systematic review. *Journal of Diabetes & Metabolic Disorders*, **19**（2）: 1-12. [DOI: 10.1007/s40200-020-00643-9]

第3章

医療機関における外部支援

［佐藤秀樹］

1．はじめに

　福島県では，筆者らが所属する講座のスタッフが中心となって「こころのケアチーム」を結成し，新型コロナウイルス感染症の軽症者療養施設の入所者や，**クラスター**[*1]が発生した医療機関および介護施設の職員を対象に外部支援を行ってきました。第2章で述べられていたように，こころのケアチームによる外部支援は，県などの行政機関や感染制御チームおよび**災害派遣医療チーム（DMAT）**[*2]と連携し，クラスターが発生した機関の感染状況やニーズに応じて，協議を重ねながら実施してきました。

　本章では医療機関における外部支援について，我々の活動の実際を事例も踏まえて紹介します。

2．医療従事者の心身の負担

(1)　看護職員

　看護師，准看護師，看護助手といった看護職員は，感染者への対応で最前線に立つ医療従事者になります。第1章で詳しく述べられているように，

---

*1　第1章の脚注＊6（9頁）を参照。
*2　第2章の脚注＊1（17頁）を参照。

コロナ禍の早い段階から医療従事者はうつ病や不安症などのメンタルヘルス上の問題が生じやすいため，さまざまな段階での支援が重要であることが指摘されていました。

　また，ある病棟でクラスターが発生すると，違う病棟の看護職員が応援に入ることがありますが，それによって業務内容が大きく変わり，コミュニケーションの問題が生じやすくなることで，心身の健康状態は悪化する可能性があります。実際に私たちが行ったうつ症状のスクリーニングでも，看護職員の約3～4割がうつ病の疑いがあることがわかりました。

　医療機関でクラスターが発生してからの約2週間の急性期は，**個人用防護具（PPE）**[*3]を着用して清潔な区域とウイルスによって汚染されている区域を分ける**ゾーニング**[*4]を行い，患者の感染状況を確認しながら患者対応を行っていきます。この間も医療機関内の感染状況は随時変化するため，マンパワーが不足し先行きも不透明な状況で，感染することの不安や感染させてしまうことの不安を抱えながら，患者だけでなく自身の家族の対応に迫られます。そのため，医療機関内のめまぐるしい状況についていくだけで精一杯になります。

　実際の支援のなかでも，「勤務表どおりの勤務ができない」「違う病棟に入ることで，3交代制から2交代制に変わった」「応援職員との連携が難しい」といった勤務形態の変化による疲弊の声が聞かれました。また，不眠やうつ症状などの心身の健康状態も悪化しやすくなりますが，その状態に気がついていなかったり，「忙しいのは仕方のないこと」と思ってしまうことで，セルフケアを十分にできていないケースも多く見られました。

　クラスター発生の約2週間後から業務再開までは見通しが持ちにくい状況ですので，看護職員にとっても心身の負荷が強い状況が続きます。第2章で述べられているように，急性期からこの時期にかけては，「受け持ちの患者や同僚に迷惑をかけてしまった」や「自分が感染したことで家族も

＊3　第1章の脚注＊4（7頁）を参照。
＊4　第1章の脚注＊7（9頁），第9章の脚注＊4（135頁）を参照。

自宅待機になってしまい申し訳ない」などの罪責感，および「これまでの感染対策では不十分だった」や「どう対応をしても感染状況が収束しない」などの無力感を経験しやすくなり，それによってうつ症状および自分や組織に対する怒りが強くなります。また，こうした気持ちを周りに打ち明けることもできず，外部支援者に初めて胸の内を話すことができたという人も多く見受けられました。

　こうした罪責感，無力感，そして怒りは，看護職員としての責任感と表裏一体の気持ちでもあります。支援のなかでも，「自分たちで何とかしないといけない」「早く通常診療を再開しないといけない」といった声は多く聞かれました。こうした気持ちは，患者に寄り添い医療を支えるという看護師としての矜持や困難を乗り越える力になります。しかし，コロナ禍でこの気持ちが過度に強くなることで，かえって自分を苦しめてしまい，うつ病や自殺のリスクが高くなる場合があります。

(2)　コメディカルスタッフ

　医療機関でクラスターが発生した場合，**コメディカルスタッフ**[*5]は通常業務を中止する場合が多いですが，その一方で，病棟内や発熱外来などで患者の選別（トリアージ）を行ったり，新たな感染予防対策を検討したりするなど，業務内容は大きく変わります。そのため，医師や看護師だけでなくコメディカルスタッフも，感染に関する不安や業務内容の変更によって，心身の健康状態が悪化するリスクが高くなります。私たちが行ったうつ症状のスクリーニングでも，うつ病の疑いのあるコメディカルスタッフの割合は高いことがわかりました。

　たとえば，臨床検査技師は，患者や職員のPCR検査や抗原検査を行い，検査数を増やすために夜間や休日にも検査を行う場合があります。また，発熱外来などで発熱や咳などの感染症の疑いがある者にも対応するため，

＊5　医師と看護師以外の医療従事者のこと。具体的には，臨床検査技師，診療放射線技師，理学療法士や作業療法士，薬剤師，公認心理師・臨床心理士などを指す。パラメディカルスタッフと呼ぶ場合もある。

感染することの不安や，感染させてしまうことの不安が高い状況に置かれます。さらに，「正確な検査結果を出さなくてはいけない」という重圧もかかるため，心身の健康状態が悪化するリスクは高くなります。診療放射線技師はCT装置やMRI装置などの高度な検査装置を使用しますが，これらは狭い空間に設置されていることが多いため，利用する患者や装置の感染対策について再検討しなければなりません。理学療法士や作業療法士も患者との接触が多い職種であるため，やはり感染に関する不安が高くなります。

　実際の支援のなかでも，「検査業務が一気に増え，検査結果に対する重圧を感じる」や「検査の結果が出るまでは誰が感染しているかわからず，自分が感染する不安や家族を感染させる不安がある」，さらには「業務内容を踏まえると，できれば一時的にホテルで生活したいが，育児や親の介護があって自分や家族の防衛ができない」などの声が聞かれました。

(3)　事務職員

　クラスターが発生した場合，医療機関全体の運営も大きく変わり，医事や総務といった事務業務も急激に増加するため，事務職員の心身の健康状態も悪化しやすくなります。なかでも管理職の事務職員は，職員の業務のマネジメントだけでなく病院運営に携わっていることも多いため，業務量がさらに急激に増加してしまいます。また，通常診療，手術，入院や転院を中止した場合，そのことを患者やその家族および地域住民に周知し，問い合わせにも対応しなければなりません。こうした問い合わせに対応する点でいえば，事務職員も第一線で対応する者になります。

　クラスターが発生した医療機関の事務職員は，医師，看護師，コメディカルスタッフと異なり，感染症などの専門知識を十分に持ち合わせていないことが多く，電話などで患者や一般住民からの問い合わせに対応をしなければならないため，これらが心身の健康を悪化させることがあります。

　当然のことですが，事務職員は感染症やその対策に関する専門知識を持っているとは限りません。医療機関内の状況もその都度大きく変化しま

すので，感染に関する不安が強く，見通しも持てない状況が続きます。また，通常診療を中止した場合，患者だけでなく一般住民などからの電話対応に迫られます。電話の場合は匿名での対応になることが多いため，ときには心無い言葉やクレームを直に浴びることもあります。実際の支援のなかでも，「一部の人から心無い言葉を浴びせられるのがつらい」という声が聞かれました。

3. 医療機関における外部支援の実際

(1) 心理教育

　医療機関職員の心身の負担を踏まえて，急性期に最初に行った支援は心理教育を目的とした講話でした。ここでは，①自分自身の心身の健康状態を振り返り，②体調悪化の兆候やそのときの対処法を理解することで，③体調悪化の予防あるいは体調が悪化した際に，迅速に休養や専門機関への受診などに移行できるようにすることが目的となります。

　この講話は質疑応答を入れて30分〜1時間ほどで，医療従事者や事務職員などの全職員を対象としたり，看護師や特定のコメディカルスタッフなど対象を絞って，集団形式で行いました。

　講話では，こころのケアチームの自己紹介をしたうえで，まずは大変な状況のなかで尽力されている職員全員に向けて，感謝とねぎらいの言葉をかけるようにしました（この言葉を聞いた段階で涙を流す職員もいました）。そのうえで，①うつや睡眠の症状の説明，②今は**バーンアウト（燃え尽き症候群）**[6]が起こりやすく，「迷惑をかけてしまった」という罪責感を抱きやすい状況であることの共有，③体調が悪化した場合にはすぐに上司や同僚に相談し，十分な睡眠を心がけることを中心に説明しました。

　説明の際には，うつや睡眠の症状に関する患者向けの資料も配布し，講

---

*6　第1章の脚注*2（5頁）を参照。

話の後にもセルフケアをしやすくなるように心がけました。セルフケアに関する資料は，クラスターのような緊急事態のときに職員に配布できるように，あらかじめ準備しておくとよいでしょう。また，特に事務職員などは症状や専門用語になじみがない場合も少なくないため，平易な言葉で説明し，質疑応答の機会を必ず設けるようにしました。

　急性期は状況が刻一刻と変化するため，その状況を把握することで頭が一杯になってしまい，自分自身の体調面に気を配る余裕はほとんどありません。そのなかで，講話によって職員一人ひとりが自身の体調面を振り返り，体調悪化の兆候を確認することで，セルフケアだけでなく他の職員の体調にも気を配れるようになります。また，講話を通じてこころのケアチームと顔合わせができたことは，外部支援を受け入れる職員にとっても，「何かあったときにはこの人たちに相談すればいいんだ」という安心材料にもなります。

(2)　うつ症状のスクリーニング

　短時間かつ簡便にうつ症状を評価し，すぐに支援につなげるために，PHQ-9という自己記入式尺度を使ってうつ症状のスクリーニングを行いました。PHQ-9は，過去 2 週間のうつ症状を評価するための尺度で，日本ファイザー社から「こころとからだの質問票」としても発行されています[1), 2)]。

　PHQ-9の特徴として，①精神科領域だけでなく総合医療（プライマリケア）での使用も想定されており，うつ病になじみのない者でも回答しやすい質問項目であること，②うつ症状の重症度評価の目安になる得点の基準（カットオフ値）が設けられていること，③自殺リスク査定項目（第9項目）が含まれていることが挙げられます。

　②については， 1 ～ 4 点は軽微， 5 ～ 9 点は軽度，10～14点は中等度，15～19点は中等度～重度，20～27点は重度として，10点以上がうつ病の可能性が疑われる基準となっています[1), 2)]。私たちがPHQ-9を使用する場合には，スクリーニングの対象となる職員の数や支援者側のマンパワーを

考慮しながらカットオフ値を決め，うつ症状のハイリスク者を選定できる
ようにしました。

　PHQ-9は，印刷したものを配布しペンで回答してもらう方法のほかに，
Google フォームなどのアンケート作成・管理ソフトフェアを使って作成
することで，パソコンやスマートフォンから回答してもらう方法もありま
す（図3-1）。前者の場合には，回答者の個人情報が保護されるように，
PHQ-9を何も書かれていない封筒に入れて提出してもらうなどの工夫を
するといいでしょう。後者の場合には，たとえば電子カルテ上の掲示板や
メーリングリスト，あるいは QR コードを使うことで， PHQ-9の配布か
ら回収にかけての感染リスクが最小限になり，回答結果は Google スプ

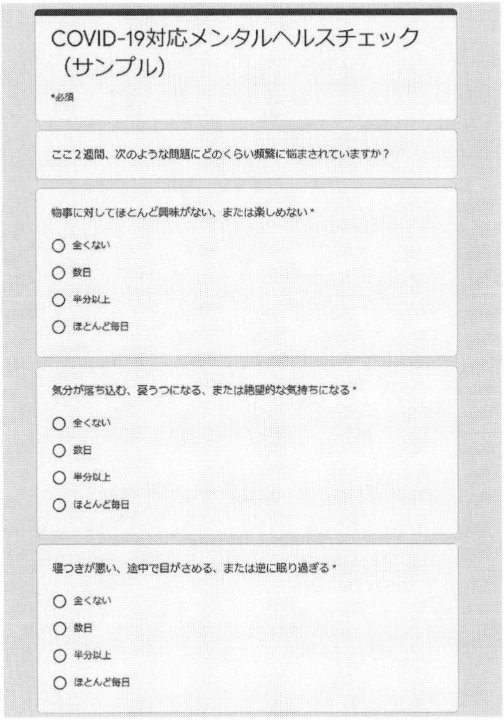

図3-1　Google フォームで作成した PHQ-9の例

レッドシート上に自動で反映されるため，データ入力などの手間も省けます。

　こころのケアチームでは，　PHQ-9の項目のほかに新型コロナウイルス感染症に関する身体症状や自由記載欄も設けて，仕事上の困難感や支援のニーズを把握するようにしました。

(3)　自殺リスクがある者へのアウトリーチ型電話支援

　クラスターが発生し通常の業務に戻るまでの支援の一番の目的は，自殺リスクがある者を早期発見・早期介入し，自殺を防ぐことです。こころのケアチームが支援に入った医療機関のなかには，　PHQ-9でうつ症状のスクリーニングを行った際に携帯電話の番号を記入してもらい，自殺リスクが疑われた職員に対して**アウトリーチ型電話支援**[*7,3)]を行いました。なお，他の医療機関でもPHQ-9を使って自殺リスクをスクリーニングし，自殺リスクが疑われた職員には個別支援を行いました。

① アウトリーチ型電話支援の利点

　アウトリーチ型電話支援の利点は，対面での飛沫感染のリスクを考慮しなくてよいことや，電話がつながればその場で支援をすることができるという，導入のしやすさにあります。これらは，　Zoom や Microsoft Teams などのビデオチャットサービスと同じく，災害時や感染症の拡大時に支援を行ううえでは大きな利点になります。ビデオチャットサービスを利用する場合には，パソコンやスマートフォンにアプリをインストールし，ウェブカメラ，マイク，スピーカーを準備し，インターネットが利用でき，プライバシーを保護できる部屋の確保が必要になります。

　一方で，電話を利用する場合には，お互いの表情を視覚的に把握することはできないものの，相手側のプライバシーが保護された環境であればすぐに支援を始めることができるため，より手軽かつ即時的に支援を行うこ

＊7　援助者側から電話をかけて支援を行う方法。くわしくは，『遠隔心理支援スキルガイド』（前田ら，2020）を参照。

とができます。

② アウトリーチ型電話支援導入前の準備

アウトリーチ型電話支援を行うにあたり，心理教育に関する講話のなかで，「うつ症状が疑われる方には，より深刻な状態になるのを防ぐためにも，支援のために電話や面談をさせてもらう」ことを，事前に伝えるようにしました。支援を行う者から支援の目的と方法をはっきりと伝えることで，職員の不安が軽減し，支援につなぎやすくなる効果があります。福島県立医科大学では，東日本大震災とその後の原発事故によって避難を余儀なくされた住民に対する，アウトリーチ型電話支援の経験がありました。そのため，こころのケアチームでも，アウトリーチ型電話支援を行う際のポイント[3]を踏まえて，支援を導入することができました。

(4) 対面型と遠隔型の個別支援

こころのケアチームでは，対面型と遠隔型の個別支援を，延べ100人以上に行ってきました。個別支援は，PHQ-9の結果からうつ症状や自殺リスクがあると判断された職員，特定の病棟で働く職員，あるいはかつては感染者や濃厚接触者で職場復帰した職員を対象に，対面では1回15～20分程度，遠隔では30～50分程度で実施しました。個別支援は，多くの職員を対象に心身の健康状態や業務の内容を確認することを目的としたため，単回で終了したケースが多かったですが，継続した支援が必要と判断された場合には複数回支援を実施しました。

① 個別支援の実施形態の使い分け

個別支援の実施形態（対面型と遠隔型）の使い分けとして，対面型の個別支援は，支援の緊急性があると判断された場合や，医療機関の管理職者を対象にした場合，あるいはビデオチャットサービスの準備が間に合わず，すぐに支援を行う必要があると判断した場合に実施しました。感染状況はその都度変化するため，私たちも医療機関の職員も，感染に関する不安を抱えながらの支援になります。そのため，感染予防対策として支援時間を短くし，アクリル板の設置や換気，支援を行うたびにアルコールによる消

毒を徹底しました。遠隔型の個別支援は，医療機関内でインターネットが利用でき，プライバシーを保護できる部屋を整えたうえで実施しました。

② 個別支援のポイント

個別支援では，主に①後遺症も含めた身体症状の有無，②うつ症状や自殺リスクの評価，③誹謗中傷の有無とその不安，④業務内容の負担や職場復帰にあたっての不安，⑤職場に対する要望などを，半構造的に確認しました。

支援時間や支援のなかで取り上げる話題は，医療機関の規模や感染状況などによって変わっていきます。急性期から業務再開までは，うつ症状や自殺リスク，誹謗中傷の有無やその不安などを評価しながら，業務の取り組み方についてサポートすることを心がけました。感染者や濃厚接触者で職場復帰した職員の場合には，これらに加えて，身体症状（後遺症）や職場復帰にあたっての心配事，職場への要望なども確認しながら，職場復帰後の不安を解消できるように支援を行いました。

個別支援を受けた職員の状態によっては，休養や専門機関への受診を促すことも重要です。特に業務が再開するまでは，「この忙しい状況で休んでは周りに迷惑をかけてしまう」と話す職員がとても多かったです。また，以前から持病がある場合や，体調不良があり通院したいものの，職場や社会からの目を気にしてしまい通院できずにいた職員も少なくありませんでした。

支援の最大の目的は自殺を防ぐことであり，さらに体調を崩してしまうと，本人だけでなく職場や家族などにも影響が出てしまいます。そのため，一時的に休養を取ったり通院をしたりすることは決して悪いことではなく，今後も仕事を続けるうえで重要な行動であることを共有するようにしました。

③ 後遺症に対する心理的サポート

私たちが関わった限りでは，後遺症は職場復帰後も数週間〜1カ月程度持続するケースが多く，復帰の段階で後遺症がまったくないというケースはほとんどありませんでした。また，職場復帰する者は，「この状態で仕

事を再開していいのだろうか」「万が一，職場内で新たに感染者が出てしまったら，私のせいかもしれない」などの不安を抱えています。

　そのため，職場に復帰した者への個別支援では，この時点で後遺症があるのは稀なことではないことを伝え，心身の体調面で気になることがあれば，外部支援チームあるいは職場の上司や心理師などに気軽に相談してほしいことを共有するようにしました。

(5)　職場復帰の心構えに関する講話

　こころのケアチームでは，感染者や濃厚接触のため自宅待機となった職員が職場復帰するときにも，講話を行いました。これらの職員は，職場に復帰できることに対してうれしい反面，不安な気持ちや，「職場が大変な時期に休んでしまい申し訳なかった」という罪責感があるケースが多く見られました。

　また，休みに入る前と職場に復帰した後で，業務内容やPPE装着方法などが大きく変わったことで，戸惑いや疎外感を経験しやすい状況でもあります。そのため，こころのケアチームが作成した資料（図3-2）を使いながら，復帰した者を対象に集団形式での講話を行いました。この講話で説明した話題やポイントは，主に以下の5点になります。

① **後遺症の一般的理解**——現時点での後遺症をセルフチェックしてもらい，復帰後も後遺症が続く場合が多いことを理解してもらう。

② **罪責感への対処**——休んでいるときや復帰直後は，「家族や他の職員に迷惑をかけてしまった」という罪責感が強くなりやすいことを共有したうえで，過度に自分を責めず，焦ることなく仕事に取り組むことの重要性を理解してもらう。

③ **睡眠衛生指導**——復帰直後は身体的にも精神的にも疲れがたまりやすいため，十分な睡眠をとることを心がけてもらう。

④ **新型コロナウイルス感染症による心理的反応への対処**——新型コロナウイルス感染症や今後の仕事に関する不安など，復帰した者が

経験しやすい心理的反応を取り上げて，少しずつ体調を戻すことの見通しを持ってもらう。

⑤ 職場復帰後の業務の取り組み方——休んでいたときの業務を取り戻そうと焦ってしまい，オーバーペースになってしまうことを防ぐ

元気に復職するためのポイント

1. 復帰後の症状の遷延

新型コロナウイルス感染症の特徴として，感染症自体は回復しても，以下のような症状の遷延（いわゆる後遺症）がよく認められることが指摘されています。

□ 味覚障害	□ 関節痛	□ めまい
□ 嗅覚障害	□ 集中力低下	□ 咳
□ 倦怠感	□ 記憶障害	□ 鼻の違和感
□ 微熱	□ 睡眠の問題	□ 声のかすれ
□ 呼吸困難感	□ 食欲不振	□ 舌や唇のしびれ
□ 頭痛	□ 下痢	□ 体力低下
□ 胸痛	□ 脱毛	□ 筋力低下
□ 咽頭痛	□ 目の充血	

このような症状の実態はよくわかっていませんが，感染力があるのは発症後10日間程度と考えられており，後遺症があっても他の人に感染させることはありません。そのため，ウイルスが排除され感染症として治癒したあとも，上記の症状をチェックすることを心がけましょう。また，これらの症状が長引くようであれば，上司やこころのサポートチームにいつでも相談するようにしてください。

2. 申し訳ないという気持ちへの対処

休職中は，チームの皆に迷惑をかけた，あるいは家族に迷惑をかけたという気持ち，罪責感情が強く自分を苦しめる場合があります。またこうした罪責感から無理をして，あるいは焦って仕事をする場合も少なくありません。しかしながら過度な罪責感情は，ご自身のメンタルヘルスや，ひいては職務にも影響を与え，結果として仕事においてもマイナスとなってしまいます。現状では，新型コロナウイルス感染症のリスクをゼロにすることは不可能で，だれしもが感染してしまう可能性があります。過度に自分を責めず，焦ることなく仕事に取り組みましょう。

3. 睡眠を整えるためのポイント

復職直後はからだやこころに疲れがたまりやすいものです。そのため，規則正しい十分な睡眠をとるように心がけましょう。「すっきり目覚め，起きているときに眠気を感じず，活発に活動できる」ことが目安です。睡眠時間を確保することで，日中の集中力を維持させ，ミスの予防にもつながります。もしどうしても不眠が続くならば医師に相談しましょう。

図3-2 職場復帰時の講話で使用した資料（一部抜粋）

ために，職場復帰後の心構えを理解してもらう。

これらに加えて，職場復帰後のフォローアップをしやすくするために，こころのケアチームや医療機関内の相談窓口も紹介するようにしました。

4. 気持ちを整えるためのポイント

新型コロナウイルス感染症により、以下のような気持ちの変化が生じ、復職後も続くことがあります。

- ☐ 感染症そのものや、周囲からの視線、今後の仕事への不安
- ☐ 慣れない仕事で（後遺症がなくても）疲れやすい
- ☐ 職場の人間関係でのストレス
- ☐ 陽性になる前に仕事をしていた時の状況や気持ちが鮮明によみがえる
- ☐ 家族や患者さん、同僚に対して申し訳ない気持ち（罪責感情）
- ☐ 突然患者さんや知っている方が亡くなったことのショック

現在は日常業務が激変している状況でもあるため、こうしたことを感じるのは、今の状況ではまったく当然のことです。当てはまることがある方は、「3. 睡眠を整えるためのポイント」や、「5. 復職後に心がけるポイント」を意識し、気持ちを話したい場合は信頼できる人に気持ちを話してみましょう。

5. 復職後に心がけるポイント

(ア) 自分ができる業務量・業務時間を少なめに見積もっておく
- ✓ 職場に戻ると、つい復職前の感覚を取り戻そうとして焦ってしまう場合があります。就労のリズムに慣れていないうちは、業務量と業務時間を少なめに見積もることを意識しましょう。

(イ) 自分の状態について上司や同僚に正しく理解してもらう
- ✓ いざ復職してみたら仕事や体調面で想像とは違っていた部分が出てくるはずです。そんなときにひとりで悩みを抱え込まずに、できるかぎり所属長や同僚に相談するようにしましょう。

(ウ) 休む時間をきちんと取る
- ✓ 復職直後は自分が思っている以上に疲労がたまりやすいものです。仕事が終わったらできるだけ早めに帰宅し、十分に休息をとるように心がけましょう。

(エ) 徐々に慣らしていくという意識を持つ
- ✓ 復職してすぐは負荷が掛かりやすいため、つらく感じることがあるかもしれません。しかし、その感覚は和らいでいきますので、徐々に慣らしていく意識を持つようにしましょう。

繰り返しになりますが，職場に復帰した者は葛藤するさまざまな思いを抱えながら職場復帰を迎えるため，その気持ちに寄り添いながら不安を解消し，「守ってもらえる」という感覚を持ってもらうことが大切です。

(6)　業務再開後のフォローアップ

　こころのケアチームでは，外部の行政機関や感染制御チームおよびDMAT が撤退し，通常診療が再開した後も，約 1 カ月にわたって支援を継続しました。感染者や自宅待機となった職員が徐々に復帰し，医療機関内の新規感染者もゼロに抑えられてくると，救急医療や特定の疾患，妊産褥婦を対象とした治療，そして通常診療が再開していきます。業務が再開することで気持ちも前向きになる部分もありますが，業務量の増加や「またクラスターを発生させてはならない」という重圧も感じやすい状況になります。実際の支援のなかでも，「二度とクラスターを出せない。今度出したら病院が終わってしまうというプレッシャーがある」という声が聞かれました。

　業務再開後の支援では，①これまでの支援でハイリスクだった者へのフォローアップ，②この時点でリスクが高いと考えられる特定の職種や部署への支援，③外部支援が撤退した後の支援体制の構築が重要になります。

　①は，本人の希望や管理職者からの他者評価を踏まえて，個別支援を行いました。クラスターが発生してから業務再開まで，生活状況に大きな変化が起こったため，仕事や日常生活全般の状況を聞きながらうつ症状を確認するようにしました。

　②は，救命救急や臨床検査部など，業務再開後に急激に業務量が増えたり，再度感染リスクやその不安にさらされることが想定された集団に，講話を行いました。この講話では，業務再開後に想定される心身の反応とそれに対する対処法や，業務に対する心構えなどを中心に取り上げました。

　③は，クラスターの発生は医療機関が初めて経験した危機的状況だったので，こころのケアチームが撤退した後の支援体制の構築が大きな課題でした。そのため，医療機関内にメンタルヘルスの相談窓口を設けるだけで

なく，こころのケアチームが撤退した後も医療機関側と連絡を取り合って**コンサルテーション**[*8]を行うことや，**従業員支援プログラム（EAP）**[*9]を行っている外部の支援機関の紹介や調整を行いました。

　なお，外部の支援機関の紹介や調整を行う際には，個人情報の保護やどこまで情報提供してよいかをあらかじめ医療機関側と取り決めを行う必要があります。これらの活動は行政機関やDMATの支援ではカバーしきれない支援になるので，医療機関の職員が前向きに以前の業務に戻れるための体制作りも重要な支援になります。

4．実際の支援事例[*10]

　以下に，実際に私たちが支援した事例の概要や支援内容について述べます。事例については，実際の事例を参考にして作成した架空のものになります。

(1)　自殺リスクがある職員へのアウトリーチ型電話支援

　総務課で管理職を務める50代男性Aさん。クラスターが発生してから，総務課の職員の健康確認や，感染した職員の業務の調整だけでなく，医療機関の運営に関する会議などで休日にも激務が続き，抑うつ気分や不眠が悪化していきました。PHQ-9は12点で，そのうち自殺リスク査定項目は

[*8]　異なる専門性や役割を持つ者同士がある話題やケースについて検討し，今後の支援の方針について連携・協力すること。援助をする側をコンサルタント，援助される側をコンサルティと呼ぶ。スーパービジョン（対人援助職が行った支援事例について指導を受けること）も，コンサルテーションに含まれる。第4章3.(4)も参照。

[*9]　メンタルヘルスが悪化した従業員を支援するプログラムのこと。具体的には，ストレスチェックや個別カウンセリング，メンタルヘルスに関する研修会やコンサルテーションなどを行う。EAPは職場外の機関によって実施されるため，職場の人間関係や業務内容などの悩みを職場内の従業員に知られることなく相談することができる。

[*10]　支援者の話は〈　〉，支援を受ける職員の話は「　」でそれぞれ記載した。

1点（数日）で，自殺リスクがあると判断されたため，PHQ-9への回答があった翌日にアウトリーチ型電話支援を行いました。

　電話支援のなかで，支援者はAさんに〈死にたいという気持ちはありますか？〉と聞くと，Aさんは「自殺をしようとは考えていませんが，なんとなく消えたいという思いはあります」と話しました。そこで支援者は，〈死なないことを約束できますか？〉と聞くと，Aさんは「はい。それ（自殺）はしません」と話し，はっきりと自殺しない約束をしました。支援者は，〈今以上に死にたい気持ちが強くなったらすぐに相談してほしい〉と伝えたうえで，睡眠時間を確保することと，睡眠の質を高めるために入浴と簡単なストレッチをすることを勧め，Aさんも同意したため電話支援を終了しました。

　その後，精神科医を含めた外部支援チームで支援内容を共有し，後日精神科医が個別支援をしたところ，Aさんの希死念慮は軽くなっていたものの強い不眠やうつ症状を認めたため，受診を勧奨し，最終的には精神科外来治療に移行しました。

(2)　うつ症状が高い職員への対面支援

　クラスターが発生した病棟に勤める看護師の30代女性Bさん。病棟内で入院患者だけでなく看護師も感染したことで，ゾーニングやPPE，応援職員との連携など新たな業務への対応に追われ，抑うつ気分，罪責感，食欲不振が悪化しました。PHQ-9は15点でうつ症状のリスクが高いと判断され，早急の個別支援を検討しましたが，まだ遠隔支援の準備が整っていなかったため対面型の個別支援を行いました。

　個別支援のなかでBさんは，「患者だけでなく，家族にも迷惑をかけたと思っています」「仕事の休憩時間にも電話が来るので，お昼ごはんもあまり食べなくなりました」と話しました。

　そのため支援者は，〈Bさんが尽力されているからこそ医療機関が支えられているので，一県民として感謝の気持ちでいっぱいです。ただ，今のように食事もとらない状況が続けば，体調を崩してかえってご家族も悲し

い思いをすると思います〉と伝え，食事，睡眠，入浴の時間を確保しつつ，感染対策に関わる業務は DMAT などの外部支援に分担してもらい，業務や責任感を一人で抱え込まないようにすることを共有しました。

　B さんは，「今日話したことは誰にも相談できなかったので，話を聞いてもらえて気持ちがすっきりしました」と話したため，支援者は〈今後も気になることがあれば，いつでも相談に来てください〉と伝えました。

(3)　職場復帰への不安が高い職員への遠隔支援

　新型コロナウイルス感染症に罹患し，その後職場に復帰した臨床検査技師の50代男性 C さん。職場復帰時の PHQ-9は10点で，療養中は心身ともに休養に専念できましたが，職場復帰の日程が決まった頃から味覚障害や倦怠感が残遺していることや，職場復帰することに不安を感じるようになったため，Zoom を用いた遠隔型の個別支援を行いました。

　個別支援のなかで C さんは，「職場復帰するときには後遺症はないと思っていました」「感染しているかもしれない人に PCR 検査をするのは正直不安です」と話しました。支援者は〈私たちの経験からしても，職場復帰時に後遺症があるのは稀ではないですよ〉と伝え，少しずつ業務を再開していくなかで，徐々に回復していくことを共有しました。また，支援者は〈業務に伴う感染に関する不安は真っ当な感情だと思います〉と伝え，C さんの気持ちに寄り添うようにしました。

　そのうえで，〈職場復帰の前後で PPE などの感染予防対策が変わっているので，まずはその具体的な方法を習得していきながら不安に感じることは部署内で共有して，具体的な対策を随時検討できるといいですね〉と伝えました。C さんは「クラスターは初めての経験なので，気になることがあれば部署のなかで共有しながら，業務を進めていきたいと思います」と前向きに語りました

5．おわりに

　感染症のクラスターが発生した医療機関への外部支援というのは，私た
ちにとっても初めての経験だったので，まさに試行錯誤の連続でした。こ
ころのケアチームも，感染状況の見通しが持てないなかでの外部支援だっ
たため，当初の支援方針どおりに進まないことや，どのように活動すれば
職員の心身の負担が軽くなるのかに苦心することが多々ありました。

　こころのケアチームによる支援は，県などの行政機関や感染制御チーム
およびDMAT，そして医療機関の管理職者や窓口となった職員などと連
携を取りながら信頼関係と支援体制を構築し，はじめて実施することがで
きました。また，医療機関の管理職者や窓口となった職員にとっても，職
員の感染状態によって臨機応変に対応してもらうことで，かえって負担と
なる可能性もあります。そのため，支援を受ける側の状況やニーズを十分
に把握し，連携を取りながら目的に沿った支援を行うことが求められます。

◎本章のポイント◎

1 医療機関の職種によって，新型コロナウイルス感染症による困難
感や心身の健康状態は異なる。なかでも看護職員は，うつ病のリ
スクが高いことが想定される。

2 職員の感染状況（クラスター発生から約2週間，業務再開まで，
業務再開以降など）によって，支援の目的や内容は変わってくる。
そのため，その時々で特にリスクのある要因や集団に対して，適
切な支援を行う必要がある。

3 外部支援は，医療機関だけでなく，行政機関やDMATなどの支
援機関と連携し，信頼関係と支援体制を構築しなければ実施する
ことができない。そのため，医療機関の状況やニーズを把握し，
連携を取りながら目的に沿った支援を行う必要がある。

【文献】
1） Kroenke, K., Spitzer, R. L., & Williams, J. B.（2001）The PHQ-9: Validity of a brief depression severity measure. *Journal of General Internal Medicine*, **16**（9）, 606-613. ［DOI: 10.1046/j.1525-1497.2001.016009606.x］
2） 村松公美子・上島国利（2009）プライマリ・ケア診察とうつ病スクリーニング評価ツール――Patient Health Questionnaire-9日本語版「こころとからだの質問票」について．診断と治療，**97**（7），1465-1473.
3） 前田正治・桃井真帆・竹林由武（2020）遠隔心理支援スキルガイド――どこへでもつながる援助．誠信書房．

第4章

介護施設における外部支援
——遠隔支援の実際

[竹林　唯]

1. はじめに

　介護施設でクラスターが発生した場合，デイサービスなどを中止することはできても，施設全体を閉めることはできません。そのため施設の職員は，第2章にも触れられているように，目まぐるしく状況が変わるなかで，感染の不安や無力感，罪責感などさまざまな感情を抱えながら，業務にあたらなければなりません。

　微熱などの新型コロナウイルス感染症初期症状は施設入居者によく見られるため感染に気づきにくい，食事介助中に入居者が嘔吐してしまうなど感染リスクの高い場面が多い，入居者が認知症などの場合には感染対策の実施が難しいなど，職員個人の意識だけでは感染対策が非常に難しく，感染拡大のリスクを多く抱えています。また，入居者は高齢者がほとんどのため，重症化のリスクも大きく，クラスターが発生すると亡くなる方が多くおられます。そうした事態に，職員は大きなショックや罪責感，喪失感を覚えます。

　本章では，福島県の要請を受けて作られた「こころのケアチーム」として，介護施設で行った支援やその事例について述べたいと思います。

2. 感染対策支援の体制

　「こころのケアチーム」は，福島県新型コロナウイルス感染症対策医療

調整本部感染対策支援チームに所属しています。この感染対策支援チーム
の設置に福島県立医科大学が協力し，チームのメンバーには医大教職員が
多く入りました。感染対策支援チーム（表4-1）は，①**感染制御部チー
ム（ICT）**[*1]，②**災害派遣医療チーム（DMAT）**[*2]，③こころのケアチー
ムの3つのグループに分かれていて，① ICT は感染制御に関する助言や
指導，研修などを行い，② DMAT は施設職員や利用者の情報収集・整理，
ベッド調整，施設支援を行いました。③こころのケアチームは，福島県立
医科大学医学部災害こころの医学講座の職員（精神科医1名，公認心理師
3名）で構成され，医療施設・介護施設で**クラスター**[*3]が発生した際に，
職員のメンタルヘルスケアを行いました。

　医療施設・介護施設でクラスターが発生すると，比較的早い段階で，
ICT と DMAT が施設に派遣されました。そして感染対策本部を設置し，
ゾーニング[*4]や患者の搬送調整，施設職員や利用者情報の整理などを行
い，施設職員を対象とした感染対策についての講話や，相談窓口の設置等
をしました。介護施設では医療従事者が少ないため，このような講話や相
談窓口により，多くの職員の不安を和らげることができました。

　クラスターの長期化が予想されたり，職員のメンタルヘルスに心配な点
があると，こころのケアチームへ支援依頼が入りました。その場合は，感
染対策支援チーム内で感染状況を共有し，施設の管理職者も含めて職員の

表4-1　福島県感染対策支援チームの役割

1．**感染制御部チーム（ICT）** 　　感染制御に関する助言・指導・研修など
2．**災害派遣医療チーム（DMAT）** 　　情報収集・整理，ベッド調整，施設支援など
3．**こころのケアチーム** 　　施設職員のメンタルヘルスケア

*1　第2章の脚注*3（18頁）を参照。
*2　第2章の脚注*1（17頁）を参照。
*3　第1章の脚注*6（9頁）を参照。
*4　第1章の脚注*7（9頁），第9章の脚注*4（135頁）を参照。

メンタルヘルスの状況や支援の希望について打ち合わせをして，支援を開始しました。

　ある施設を例に挙げると，クラスター認定から7，8日目に感染者数が最も多く確認され，そのピークを少し超えた18日目に，メンタルヘルス支援を開始しました。最初に全体向けの講話を行い，22日目に職員の個別面談を開始しました。30日目には施設再開の目処がたったことで，ICT・DMATは支援を終了し，70日目にこころのケアチームが支援を終了しました。

　この例にもあるように，施設が再開してから1カ月程度支援を続け，再開後の不安が少なくなったところで支援を終了しました。

3．こころのケアチームによる支援の内容

　メンタルヘルス支援の内容は，一般的な災害支援者支援[1]に沿った内容で，①全職員を対象とした講話，②メンタルヘルスの問題に関するスクリーニング，③個別面談，④コンサルテーション，といったことを対象施設の規模やニーズに合わせて行いました。

(1)　講話

　講話は，メンタルヘルスやその対策について理解を深めてもらうために実施します。基本的に，支援の最初に全職員を対象とした講話を行いました。講話では，大変厳しい状況で勤務を続けていることをまずねぎらい，コロナ感染拡大が続くなかで医療従事者・介護従事者が大きなストレスを感じること（第2章参照），自分の健康を保つために「休養をとる」「家族や友人とコミュニケーションをとる」「楽しいと感じることをする」などのストレス対処が大切であることを説明しました[5]。規模の大きい施設

＊5　講話で使った資料の一部は，福島県立医科大学医学部災害こころの医学講座 HP（https://www.d-kokoro.com/）に掲載している。

や個別面談が難しい場合には，管理職者を対象とした講話や，陽性経験者を対象とした講話を実施することもありました。講話の最後に，スクリーニングへの協力を依頼しました。

(2) スクリーニング

　スクリーニングは，職員のメンタルヘルスの状態を確認するために行われました。組織全体の傾向を確認し，組織としてのメンタルヘルス対策を検討したり，一定の基準を超えた職員に個別支援を行ったりしました。講話実施時に，アンケート用紙またはアンケートページの URL が記載された用紙を配布し，スクリーニングを実施しました。提出方法は施設ごとに選択していただき，職場の鍵つきボックスへの提出，郵送による提出，WEB 回答[2] などの方法をとりました。

　今回のスクリーニングでは，抑うつ症状評価尺度として広く用いられている Patient Health Questionnaire（PHQ-9）[3] を用いました。PHQ-9は興味の減退，抑うつ気分，睡眠の問題，疲労感，食欲の問題，劣等感や罪責感，集中困難，精神運動の問題，自殺リスクの 9 項目で構成されていて，短時間で回答できる自己記入式の尺度です。抑うつ症状全体を確認するだけでなく，睡眠，罪責感と自殺リスクの項目は，個別面談の事前資料として特に注意しました。このほかに症状評価を行う場合は，**PTSD（心的外傷後ストレス障害：Post-traumatic stress-disorder）症状**[*6]の確認をしてもいいかもしれません。個別面談のなかで，クラスターが発生したばかりの混乱した状況がフラッシュバックされると話す職員もいました。

　陽性経験者には後遺症状も確認しました。新型コロナウイルス感染症の特徴として，治療や療養が終わっても一部の症状が長引く人（後遺症状が残る人）がいることがわかっています[4]。よく指摘される後遺症状をリストにして（味覚障害，嗅覚障害，倦怠感，微熱，呼吸困難感，頭痛，胸痛，咽頭痛，関節痛，集中力低下，記憶障害，睡眠の問題，食欲不振，下痢，脱毛，目の充血，めまい，咳，鼻の違和感，声のかすれ，舌や唇のしびれ，体力低下，筋力低下），複数回答で回答してもらいました。その他，家族

や仕事に関して心配なこと，職場への要望等の自由記述欄を用意しました。

(3)　個別面談

　個別面談は，対象者を直接ねぎらい，ストレス状況をより詳しく把握し，必要であれば専門的治療につなぐことを重視して行いました。個別面談の対象者は，職員数が少ない施設ではなるべく全員行い，難しい場合に限りハイリスク者を対象に行いました。ハイリスク者に限定すると，それが同僚にわかってしまう可能性もあるためです。

　面談は，ビデオ会議サービス Zoom を用いて30～60分実施しました。Zoom は原則職場のパソコンかタブレット１台とつなぎ，面談用にパソコンなどが準備された部屋に職員が来談し，通信トラブルがあったときには対応できる職員に来てもらうようにしました。そのようなシステムにすることで，Zoom を使ったことのない職員でも，円滑に遠隔面談を実施することができました（図4-1は遠隔面談中の画面で，来談者と支援者の表情が見えます）。

　コロナによる療養・治療が続く職員や，自宅待機期間中の職員が面談を希望する場合には，個人のスマートフォンやパソコンを用意していただき，個人とも面談を行えるようにしました。しかし，その場合にはより注

＊6　災害や暴力，深刻な性被害，重度の事故，戦闘，虐待などで，危うく死にそうな体験，深刻な怪我を追う，精神的衝撃を受けるといったトラウマ体験（心的外傷体験）をしたり，他の人がそうした体験をしているところを目撃したりすることで生じるストレス症状のこと。具体的には，トラウマ体験に関する苦痛な記憶が突然鮮明に思い出される（侵入症状），トラウマ体験に関係するものを避けようとしたり，トラウマ体験に関係することを思い出さないようにする（回避症状），恐怖感，怒り，罪悪感，孤立感といった負の感情状態が続く（認知と気分の陰性の変化），睡眠の問題や強い警戒心（覚醒度と反応性の著しい変化）といったものがあり，一定の基準を超えた状態が１カ月以上続くと PTSD と診断される。新型コロナウイルス感染症のクラスターが発生した施設では，陽性者が次々と出る状況や，レッドゾーンの中での状況，陽性者が亡くなった状況が思い出される（侵入症状），そうした場所を避ける（回避症状），自分の対応を責める（認知と気分の陰性の変化），睡眠の問題（覚醒度と反応性の著しい変化）がよく見られた。

意が必要で[5]，通信料等について自己負担になることを説明し，通信トラブルが生じた際の代替手段（電話など）を用意しました。遠隔面談で大きなトラブルが生じることはほとんどありませんでしたが，職員個人のスマートフォンと遠隔面談をした際にうまくつながらず，電話で支援を行ったケースもありました。

　面談前には，職員情報やスクリーニングの内容を確認し，PHQ-9合計得点や，

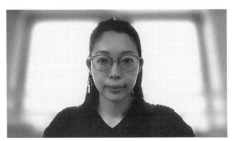
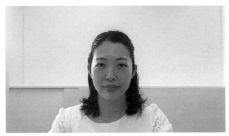

図4-1　遠隔支援の様子

得点の高い項目，自由記述欄の内容に注意しました。面談では，現在困っていること，ストレス状態のアセスメント，クラスター発生からのストレス反応の推移，ストレス対処方法，職場への要望，誹謗中傷の被害について確認しました。面談は1回で終わることがほとんどなので，自発的に体験や思考・感情について話をしない人には，あえて多くを質問しないようにしました。そういう人との面談でも，クラスター発生からのストレス反応の推移について確認することで，どの時期にどのくらいのストレスがあったのか，今現在はどのくらい元気が戻っているのかを確認することができます。

　ストレス状態のアセスメントでは，緊張や恐怖感，フラッシュバックといったストレス状態や抑うつ症状を確認し，特に睡眠の問題と自殺リスクがある場合には，詳細を具体的に確認しました。また，ストレス対処方法では，飲酒や喫煙，ネットゲームなど，長期的に悪影響を及ぼす可能性のある方法に偏っていないか，興味や喜びの減退といった抑うつ症状が見ら

れないか，サポート源が周囲にあるのかといったことを確認しました。

　このようなアセスメントを意識しながら，心身ともに大変な状況で勤務されていることをねぎらい，傾聴・共感を旨として話をうかがいました。この面談で最も重視していたのは，専門的治療の要否の確認で，抑うつ症状やPTSD症状が重症であると考えられる場合，中途覚醒や入眠困難といった睡眠の問題が深刻な場合，自殺リスクのある場合には，専門的治療が必要と判断しました。個別面談は心理師が担当しましたが，専門的治療が必要と判断された場合にはチームの精神科医と面談をしてもらい，医療機関へ紹介しました。

　専門的治療に抵抗を示される場合には継続面談を提案し，再度心理師と面談をしました。睡眠や食欲など，一部抑うつ症状が見られる場合には，ストレス反応について説明したり，休養やセルフケアが大切なことを説明し，具体的な方法を紹介したりしました。誹謗中傷の被害に遭った方や，その心配のある方には，県の相談窓口などサポート資源を提案しました。それ以外の職員にも，面談で話していただいた内容を踏まえて，ストレス状態をフィードバックしました。

　PCR検査陽性者の場合は，スクリーニングでも確認した後遺症状の現状，復職への不安について確認しました。後遺症状のなかでも頭痛や倦怠感などは，症状そのものが業務に支障を及ぼしますし，感染力がまだあるのではないかと不安を感じさせることもあります。個別面談を実施できるときには，後遺症状によって業務への不安や支障がある場合，上司や支援者に伝えてほしいと話しました。また，後遺症状が続く場合も，感染力があるのは発症後10日間程度と考えられており[4]，他の人に感染させることはないと説明しました。また復職への不安について確認し，復帰する際には無理をせず段階的に負荷をあげていくこと，よく休養をとることを強調しました。

(4)　コンサルテーション

　介護施設では，主に施設長や管理職者を対象に**コンサルテーション**[*7]

を行いました。支援を開始する段階では，職員に見られる一般的なストレス反応について説明をし，スクリーニングの全体的な結果をもとに組織としての対策について検討したり，個別面談のなかで挙げられた組織への要望を伝えたりしました。また，専門的治療や休職が必要な職員がいた場合には，該当する職員の了承を得たうえで現状を説明したり，復職までの見通しについて共有したりしました。

4．実際の支援事例

　以下に，実際に私たちが支援した事例の概要や，支援内容について述べます。事例は，実際の事例を参考にして作成した，架空のものです。

(1)　陽性者となり，復職への不安があった職員との遠隔面談

① クラスター発生から面談まで

　A さん（50代男性）は，介護職員として特別養護老人ホームで働いています。A さんの担当している居室の入居者がコロナ陽性となり，それから行われた PCR 検査で次々と職員，利用者の陽性が確認されました。職員が休んだぶん，A さんに業務がのしかかりました。管理職や保健所の指示に従い，感染対策をとって介護を行いますが，食事介助やおむつ交換のたびに，自分も感染すると強く恐怖を感じました。どんどん職員が減っていき，系列施設から応援職員が派遣されることになりましたが，すぐにとはいきません。夜勤と日勤を続けて行わなければならないこともありました。

　普段は温厚な A さんですが，睡眠不足と恐怖感が続き，勤務中にイライラすることが多くなりました。ある日，同じ居室を担当している同僚が感染対策の手順を間違えたのを見て，ものすごい剣幕で怒鳴ってしまいました。後から同僚は体調がすぐれないと言い，その後の検査で陽性が確認されました。A さんは体調が悪い人になんてことをしてしまったんだとひ

＊7　第3章の脚注＊8（47頁）も参照。

どく後悔しました。

　Aさん自身もその後の検査で陽性が確認され，数日の自宅療養を経て，入院することになりました。最初は無症状でしたが，自宅療養中に胸痛と息苦しさがひどくなり，それが長い期間続きました。入院中はなかなか症状が改善せず，このまま治らないのではないか，今日急変するのではと不安が続きました。3週間の入院で無事に退院でき，1週間すると症状も軽快しました。しかし，同居する妻はAさんから感染することを心配し，寝室に入らないように，一緒に食事をしないようにと言います。Aさんも自分が他の人に感染させてしまうのではという不安が続きました。

　職場からは定期的にAさんの容態を確認する連絡があり，職場の状況についても簡単に聞くことができました。退院後容態が安定していることを伝えると，復職の可否や意向についても聞かれました。病院からは復職しても問題ないと言われていましたが，陽性になる前の勤務を思い出すと強い恐怖感におそわれました。また，同僚に強く怒ってしまったことで，顔を合わせられない思いもありました。Aさんが躊躇していると，職場から心理師の面談について紹介され，自宅から面談を受けることにしました。

　②**遠隔個別面談の流れ**

　Aさんは事前に行ったPHQ-9で，抑うつ症状が中等度～重度と判定されました。特に，意欲減退，睡眠の問題，食欲の問題，罪責感の症状は，ほとんど毎日続いているということでした。

　面談のはじめに心理師は，Aさんが大変な状況で勤務を続けられたことをねぎらい，面談の目的や内容について説明しました。続いて，現在困っていることをうかがうと，Aさんは「復職のことを考えるとつらい」と話し，これまでの経過について話しました。今，目の前で起こっているかのようにクラスター発生後の状況について語り，特に同僚を怒鳴ったことについては，涙ぐみながら苦しそうに話されました。

　Aさんの様子を見て，心理師は苦労されたことをねぎらい，これまでの経過を整理・要約しながら話を聞きました。また，Aさんが同僚に怒鳴ってしまったことは本来のAさんの態度ではないが，心身ともにAさんが

限界の状態で，施設と同僚を守りたい気持ちが強かったからこそ，言葉も態度も強くなったと思われたので，そのことを言葉にしました。

　Aさんの様子が落ち着いてきたところで，現在の睡眠や食欲の状況，気持ちの落ち込みや**フラッシュバック**＊8の状況について確認しました。睡眠については，寝つきも悪く，夜中に何度も目が覚めること，食欲もない状況が続いていることが，Aさんから語られました。また，妻の目があり部屋にこもりがちになっていること，そのためか気持ちも沈みやすくなり，申し訳ない気持ちも強くなることが語られました。

　心理師からは睡眠・食欲の問題→日中の活動性の低下→罪責感情の悪化→睡眠・食欲の問題と悪循環になっている可能性，睡眠や食事をきちんととれることが心身の健康につながること，後遺症があっても発症後10日以降では他の人へ感染力がなくなるため，妻が心配する必要はないことを説明し，厚生労働省のサイト[6]を紹介しました。また，今回のような大変な状況では，フラッシュバックなどのトラウマ反応を経験する人が多いこと，そうした反応は一般的には時間とともに少なくなっていくが，無理に思い出さないようにすると悪化する可能性もあること，反応が続く場合は医療機関の受診を検討してほしいことなどを説明しました。

　Aさんは感染力の説明について特に安心した様子で，妻にも説明してみると話しました。睡眠の問題が深刻だったので心理師から専門的治療を勧めましたが，Aさんは様子をみてみたいと話し，2週間後に再面談することになりました。

　再面談では，Aさんの表情は明るくなっており，「日中の活動を増やすなどの工夫で睡眠や食欲の問題は改善され，妻の心配は多少続いているものの自分のなかでは不安がなくなった」と話しました。また，フラッシュバックについても，前回の面談での説明を受けて，自分だけじゃないのかと気持ちが楽になったと話されました。それでも，怒鳴ってしまった同僚

＊8　トラウマ体験をした後で，その体験の記憶が，自分の意志とは関係なく突然，目の前で再び起こっているかのように非常に鮮明に思い出されること。PTSD症状のひとつ。

のことは気になっていたが，職場で実際に会い，申し訳なかったと思っていることを伝えると，同僚からも間違えたことを申し訳なく思っていたこと，自分のことをそうやって考えてくれていて嬉しい，あのときは異常な状態だったのでもう気にしないでほしいと話され，胸のつかえが下りたと話されました。

　来週から職場復帰をするつもりということだったので，心理師から，最初は無理をしないこと，体調を見ながら段階的に負担をあげていくこと，よく職場と相談することを説明して，面談を終了しました。

(2)　家族や入居者の死への罪責感情が続いていた職員との遠隔面談
① クラスター発生から面談まで

　Ｂさん（40代女性）は，Ａさんと同じ施設で働いている介護職員です。10年以上この施設で働いていて，入居者とも長い付き合いです。夫と小学生の息子２人の４人家族です。ＢさんもＡさんと同じように，クラスター発生当初は業務の負担が大きくなりました。陽性者が増えるたびに，動き方が目まぐるしく変わり，その変化に追いつくのに必死でした。また，家族に感染させてしまうかもしれないと不安で，自宅に帰ってからも家中消毒をしたり，ゴム手袋をして料理をしたりと，気持ちが張り詰めていました。

　陽性となった入居者には，病院に搬送される方もいましたが，移送できずに施設で療養した方，そのまま亡くなった方もいました。Ｂさんはこれまでにも数人の入居者を看取った経験がありましたが，その人の最期がゆっくりと近づくなかで，家族とつながりを感じ心穏やかに最期を迎えられるように，本人の意思を尊重して計画を立て，環境を整え介護しました。看取った後は，家族や他の職員と共に丁寧に**エンゼルケア**[*9]を行い，家族への**グリーフケア**[*10]をすることもありました。

　ところがこのクラスターでは，つい最近まで元気だった入居者があっという間に亡くなり，その最期も防護服を着た職員だけで確認し，家族にも

＊9　第1章の脚注＊5（7頁）を参照。

会えず，エンゼルケアもできません。長く関わってきた入居者がこのような最期を迎えることは大きなショックでしたし，その場に居合わせたBさんは涙が止まりませんでした。

　クラスター発生から1週間して，Bさんも濃厚接触者となり，自宅待機となりました。自宅待機中はなるべく家族と接触しないように生活をしました。ほとんどの時間を寝室で過ごし，トイレやお風呂など共用の場所を使った後は念入りに除菌をして，家族との会話も電話でした。小学生とはいえ，息子2人の面倒を夫ひとりで見続けるのは大変で，最初は快く引き受けてくれた夫も，だんだん疲れがたまっているのを感じました。息子たちの喧嘩も多くなり，家族それぞれがストレスを抱え，吐き出す場所がなくなっているのを感じ，Bさんは自分のせいでみんなにつらい思いをさせていると思いました。

　特に，この自宅待機期間の後半には小学校の学芸会があり，長男は小学6年生で，2年間のクラブ活動の集大成ともいえる合奏がありました。長男のソロパートもあり，練習に励む姿をBさんも嬉しく思いながら見ていました。その練習に付き合うこともできず，学芸会に参加することもできないなんて，もう母親失格だという思いになりました。また，地元の新聞のお悔やみ欄には入居者の名前が毎日掲載され，あの方も亡くなったのかとショックを受ける日が続きました。そのたびに，看取った方の様子が頭に浮かび，みんなああいう最期だったのかと思うと，涙が止まりませんでした。

　自宅待機期間を終えて復職すると，職場では系列施設からの応援職員が多く働き，入居者は少なく，今までの職場ではないようでした。外部から感染対策支援チームが入ったことで，感染対策はより専門的で複雑な手順

＊10　大切な人を亡くした体験による悲嘆（グリーフ）反応に苦しむ人のためのケア。喪失や悲しみに向き合い，故人への思いを表出し，故人のいない生活に再適応していくことを支援する。医師や心理師により専門的治療・介入として行われるものもあれば，医療施設や介護施設の職員から遺族へ行われるケースや，セルフヘルプ・グループで行われるケースもある。

になり，なかなか覚えられませんが，よく知らない応援職員に聞きづらい雰囲気もありました。こころのケアチームの講話に参加し，ねぎらいの言葉をかけられて泣きそうになりました。また，睡眠や食事の重要性について説明され，クラスターが発生してからあまり眠れていないことに気づき，もしかしたら少しうつ病に近い状態なのかもしれないと思いました。

② 遠隔個別面談の流れ

　Bさんは事前に行ったPHQ-9で，中等度の抑うつ症状と判定されました。気持ちの落ち込み，罪責感，意欲の減退といった症状が，この2週間のうち半分以上の日であることがわかりました。心理師から面談の説明をした後，現在困っていることをうかがうと，Bさんは「今はないかな……」と静かに答えました。〈クラスターが発生してからこれまでの間に，いろいろなストレスや苦労があったと思いますが，これまでのストレス度合いを時間の経過に沿って表すとしたら，どんなふうになりますか？〉と心理師がうかがうと，図4-2のように表現されました。

　図からも，自宅待機中が最もつらかったことがわかり，そのときの様子についてうかがうと，「自宅待機に入ってからは，ひとりで部屋にこもって誰とも話さないし，息子の学芸会にも行けず，その準備を手伝うこともできず，亡くなった方のことが何度も思い出されるし，次々と利用者の方

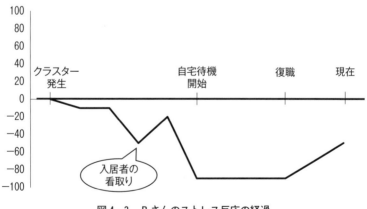

図4-2　Bさんのストレス反応の経過

が亡くなるし，毎日苦しかった」と，静かに語られました。亡くなられた方の話，特に看取ったときの話では，Bさんはすすり泣きを始め，心理師も状況が目に浮かび胸が詰まりました。心理師は，息子の小学校最後の記念となる場所に母親として立ちたかった悔しさや，目の前で入居者が突然亡くなられたショック，介護職員としての無念な思いを言葉にしながら話を聞きました。

　Bさんは，復職後については，「やりにくさはまだあるけれど，自室にひとりでいるよりは気も紛れるし，落ち込んでいる時間は少なくなりました。ただ，以前と同じように元気かと言われると，そういうわけではないかなと思います」と話しました。心理師が〈だんだんと元気が戻ってきている感じがしますか？　それとも，これ以上はなかなか戻らなそうでしょうか？〉と尋ねると，「どうでしょう……亡くなった方のことは，最初はその部屋に近づくだけで胸が苦しくなりました。でも，毎日仕事で入るうちに，だんだんとそういう苦しさは少なくなってきています。もちろん悲しい気持ちは消えませんが……」と話す一方で，「ただ息子のことは吹っ切るのが難しい」「クラスターが発生してからすぐに仕事を休めば，学芸会に行けたのではないか。息子の大事な行事に参加できないなんて，家族より仕事を優先してしまった。母親なのに申し訳ない」と話しました。

　家族の様子についてうかがうと，「夫も息子も，気にするな，大事な仕事をしているんだと言ってくれる」ということだったので，心理師は，Bさんが家族も仕事もとても大事に思っていること，そういうBさんを家族も誇りに思っていることを伝えました。また，実際にはクラスターが発生してから自宅待機になるまでは，仕事を休むかどうか考える余裕もない状態だったこと，自宅待機期間中，電話で息子とコミュニケーションをとったり，家事をしたりと，Bさんが息子のためにしてきたことを振り返り，Bさんができるだけのことをしていたことをねぎらいました。そして，母親がそう思っていることは息子さんにとっても嬉しいと思うと伝えました。Bさんは「誰にも話せなかったので，話せて少し楽になった。これからできることをするしかないですものね」と，少し笑顔を見せて話しました。

睡眠と食事については，講話を聞いてから，意識するようにして改善しており，仕事についても，だんだんと慣れてきているということだったので，再面談の予定は立てず，何かあればまたご連絡くださいと話して，面談を終了しました。

　入居者が亡くなったことについては，他の職員の面談でも話題にあがることが多かったため，施設とこころのケアチームで相談し，追悼式を行うことにしました。長い時間をともにした職員も多く，無念な思いを抱えている職員，多くの入居者が急に亡くなりショックを受けた職員も多いと思われることをチームから伝え，亡くなった入居者のことを想いながら，それぞれが黙祷しました。

▎5．おわりに

　本章では，介護施設における外部支援について，私たちが行ってきたことを紹介しました。これまで私たちは，講話やスクリーニング，面談，コンサルテーションといった支援を通して，介護施設職員の不安や疲労，罪責感，悲しみ，怒りといった思いに触れてきました。

　一方で，地域や関連施設からの支援がありがたかった，復帰前に同僚と連絡を取り，温かい言葉をかけてもらった，今回のことでさらに同僚を頼れる存在と思えるようになった，管理職がよく声をかけてくれてみんなで励まし合い，乗り越えられた，家族や友人に応援してもらえてここまで来れた，学校や幼稚園，保育園が子どもを支えてくれたなど，苦しい状況だからこそ職場や地域，家族，友人に支えられたという話をうかがい，胸が熱くなることもありました。

　ただ，やはりクラスターの発生は，その地域全体に大きな不安を広げるものです。職員が偏見や差別の目を向けられたり，濃厚接触者ではないのに家族が会社や学校に行けなくなったという話もありました。家族がつらい立場に立たされているのに，自分ではどうすることもできない苦しさやもどかしい思いをうかがうと，支援の限界を強く感じ，私自身心苦しく思

いました。このような経験をされる方が孤立しないような支援，特に自宅療養・自宅待機の期間の対策は，今後さらに検討する必要があると感じています。

◎本章のポイント◎

1. 外部支援では，ICT や DMAT とチームになることで，情報収集や整理，感染対策や感染の不安への対応などを円滑に行うことができる。

2. 最初に全職員を対象とした講話をすることで，メンタルヘルスやその対策について理解を深めてもらうことができる。

3. スクリーニングは，組織の全体像の把握，個別面談の事前情報として有効である。簡便で広く使われる症状評価尺度，陽性者対象であれば後遺症状の確認が重要である。

4. 個別面談では，メンタルヘルスの状態についてアセスメントを行い，必要であれば専門的治療につなぐことが必要である。

5. 介護施設では，重症・死亡に至る入居者も多く，職員と入居者の関係が近いことから，グリーフケアが必要になることもある。

6. 外部支援は，クラスターが収束し，通常どおりの業務が戻ってから１カ月程度行い，施設側の不安が少なくなる時期まで続けられると理想的である。

【文献】
1）　大澤智子（2013）消防における惨事ストレス対策——阪神・淡路大震災から東日本大震災，そして今後の展望．トラウマティック・ストレス, 11（2），17-24.
2）　Google. 魅力的なフォームを作ろう．[https://www.google.com/intl/ja_jp/forms/about/]（2021/8/15アクセス）
3）　村松公美子・上島国利（2009）プライマリ・ケア診察とうつ病スクリーニング評価ツール——Patient Health Questionnaire-9日本語版「こころとからだの質問票」

について．診断と治療，**97** (7)，1465-1473.

4） 厚生労働省（2021）新型コロナウイルス感染症診療の手引き（第5.2版）．[https://www.mhlw.go.jp/content/000815065.pdf]（2021/8/15アクセス）
5） 前田正治・桃井真帆・竹林由武（2020）遠隔心理支援スキルガイド──どこへでもつながる援助．誠信書房．
6） 厚生労働省　新型コロナウイルスに関する Q&A（一般の方向け）．[https://www.mhlw.go.jp/stf/seisakunitsuite/bunya/kenkou_iryou/dengue_fever_qa_00001.html]（2021/8/15アクセス）

第5章

総合病院における院内支援

[秋山惠子]

1. はじめに

　2019年末から感染が拡大した新型コロナウイルス感染症（以下，COVID-19）は，感染予防の危機感やリスク評価には温度差を伴いながら広がっていきました。かく言う筆者も2020年の1月頃まで他人事のように感じていました。何の確証もないなかで，日本では，自分の住んでいる地域では感染拡大しないだろうという**正常化バイアス***1が働いており，自分だけは大丈夫と思い込んでいました。

　しかし，2月になり，勤務する日本赤十字社医療センターから横浜港に停泊していたクルーズ船の乗客・下船客のための医療救護班派遣が決まりました。そこからは怒涛の勢いで当センターでのCOVID-19対応が始まり，病院としてはCOVID-19陽性となった下船客の入院対応をしました。そして心理職としては，クルーズ船での医療救護活動を終え，2週間の待機期間を経て勤務に戻ってきた職員との面談を行いました。次にその場で

---

*1　人間は多様なバイアスを持ち合わせている。バイアスには先入観や偏見といった意味があり，「この人は○○出身だからこういう性格だろう」と想定することや，「性別」「職種」「人種」といった属性の一部から拡大解釈して人となりを決めてしまうこともある。正常化バイアスは，「これくらい大丈夫だろう」と起きている事象や事件のリスクを過少評価し，安心感を持とうとする作用である。災害時などでもよく見られ，「これくらいの揺れは大丈夫だ」と考え避難行動を取らないのは正常化バイアスの作用である。日頃から，人間にはバイアスが作用していることを意識し，バイアスを取る・はずす練習をする必要がある。

得られた要望，たとえば「待機期間中に一番ストレスを感じていたので面談をしてほしかった」という声から，電話などを活用した遠隔での職員支援体制が必要ではないかと，具体的な支援体制の構築を検討するに至りました。

　本稿では，総合病院における COVID-19対応下での職員支援について述べます。感染症拡大は，**CBRNE 災害**＊2という特殊災害に準ずるものとして考えられるため，今回の取り組みは，災害時に職員への心理社会的支援をどのように行うのがよいか実践しながら考え，形作ってきたものでもあります。まず，災害時の心理社会的支援の意義について触れ，それから当センターでの実践を紹介します。

2．災害時の心理社会的支援

　当センターでは，災害時等の医療救護班派遣へのストレス緩和対策として，①初動班は三泊四日で帰着とし，その後は状況を見ながら慎重に宿泊数を伸ばす，②帰着後の休暇取得を促す，③事前研修において救護者のストレスについて学んだスタッフを優先的に派遣する，④帰還後に心理職との振り返り面談実施，といった取り組みをしてきました。これらの目的はそれぞれに対応して，①最も心身の負荷がかかる初動班での活動を考慮し安全を期すこと，②身体的な休息時間を確保するための具体的な工夫を構

＊2　多様な特殊災害，Chemical（化学物質），Biological（生物），Radiological（放射性物質），Nuclear（核），Explosive（爆発物）の頭文字を取って CBRNE 災害と呼ぶ。近年だと，2011年の東日本大震災による福島第一原発の爆発事故は，放射性物質災害と考えられている。そして，このたびの COVID-19の感染拡大は，生物災害である。これら特殊災害に対する対応の難しさは視覚的にとらえることが難しく，そのリスクや影響を知り対応するには，専用の機器や装備が必要となる。COVID-19対応でいえば，治療担当者には N95マスクや防護具の装着が求められる。また，特殊災害が引き起こすものには偏見，差別といった心理社会的な問題がある。COVID-19の治療や看護にあたる医療従事者は，英雄扱いされると同時に偏見の目にさらされた。この極端な思考や反応は，COVID-19が見えない災害であるために生じているのではないだろうか。

造的に行う面と，③救護活動に従事する自身のストレス反応を知って，ス
トレス緩和策を講じる準備性を高めたり，④災害場面で誰しもが感じるス
トレスを蓄積しないように心理的な支援の側面とがあります。

　帰還後の面談は，話し手が安心して話せる相手であれば，必ずしも聞き
手を心理職に限定する必要はないですが，「時間と場所を確保すること」
が重要です。筆者自身も日本赤十字社の「こころのケア班」として派遣を
数回経験していますが，この振り返りの時間は，災害現場から日常臨床に
戻るうえで貴重な時間だと感じています。守秘義務に守られ，経験を自由
に話せる場所や時間は意外と少ないのです。

(1)　帰還後の面談実践を通して

　帰還してから同僚や上司が，「派遣はどうだった？」と聞いてくれる人
もいるでしょう。しかし，その「どうだった？」の口調に，興味本位や野
次馬的に聞きたいのだろうと感じると，自分でも驚くほどに話す気がなく
なっていきます。これは，自分への配慮の乏しさが被災者への配慮のなさ
と重なり，不快になるのかもしれません。もちろん派遣後で疲労が残って
いて，言葉の端々に敏感になりやすくなるという個人のストレス反応の影
響も考えられるのですが。

　また，別の同僚から「どうだった？」と聞かれ，その同僚が今後派遣さ
れる立場だとしたら，自分が現場で感じた経験を自由に話すよりもむしろ，
必要な物品や現地でのカウンターパート（連携機関）など，具体的で派遣
活動に有益な情報を伝えたいと思うものですが，それは振り返りではなく，
業務上の情報共有です。

　自分のなかの違和感や不全感，場合によっては高揚感を伝えるには，相
手の聞きたいことを多少は無視して話をしたり，「話を聞いてもらいたい」
「時間を作ってほしい」と要望を伝えたりする必要があります。もちろん，
良い聞き手の同僚がいる場合には，雑談のなかで自然と振り返りの機会を
持てますが，対人支援職として働きながら十分な雑談ができることは稀で
す。ゆえに，安心して話せる場所と時間を確保して，面談の構造を作り提

供するのが有用でしょう。

　当センターで救護員が帰還した後の心理面談は30分程度ですが，話しながら「自分でも意識していない引っ掛かりがあったのだと気づいた」「自分にはこの時間は不要だと思っていたが，話してみて肩の荷が降りた」と，思考・感情・経験の整理をする職員は多いです。そこで，まずは派遣者全員に面談実施の呼びかけをしたうえで，話すか話さないかの選択をしてもらうようにしています。

(2)　サイコロジカル・ファーストエイド

　2011年から帰還後に心理面談を行う体制を整えましたが，同僚とは私たちが心理職とはいえ職員同士の面談となるので，侵襲的にならずにしかしサポートになるようなコミュニケーションを取るにはどのようにするのがよいか，重ねて検討しました。その結果，面談時の質問には「派遣活動で大変だったこと」と併せて，「どのように対処したか」「次の経験に活かしたいことは」といった内容も加え，救護活動時の困難さがあったときには真摯に受け止めつつ，できれば目の前の人の強み・レジリエンシーを確認し，本人と共有するような時間にしたいと思い，今日まで続けています。

　このような取り組みは，**サイコロジカル・ファーストエイド（心理的応急処置：PFA)**[*3]の考え方を基本にしています。被災体験などを根掘り葉掘り聞き出すのではなく，そのときの安全を確保し，生活に困ることや危険がないか，それらに目の前の人がどのように対応しようとしているか共有し対応する，人道支援の理念であり行動指針です。

　COVID-19感染症対応における職員支援も，サイコロジカル・ファー

＊3　これにはさまざまなバージョンがあるが，広く知られているのは米国版とWHO版だろう。どちらも端的にエッセンスがまとめられていて，実用的なガイドラインである。筆者が参照にするのは，説明・共有のしやすさからWHO版を選択することが多い。「準備する（Prepare）＋見る（Look），聞く（Listen），つなぐ（Link）」のステップで，心理社会的支援に必要な目の前の人を傷つけないための姿勢や対応の方法が理解できる。読み物としても面白いが，ぜひ実践のためには1日研修への参加をお勧めする。

ストエイドの考え方に沿って展開しています。サイコロジカル・ファーストエイドにはさまざまな種類がありますが，主に参考としているのはWHO版で，「準備する（Prepare），見る（Look），聞く（Listen），つなぐ（Link）」のコンセプトにまとめられています[1]。

3．職員支援体制を立ち上げるまで

(1)　スタッフサポートチーム

　前述のとおり，当センターでは2020年2月からCOVID-19陽性となった患者の受け入れを始め，その後4月に職員支援のため「スタッフサポートチーム（以下，スタサポ）」を立ち上げました。スタサポは看護職員を統括する看護部，全職員の健康管理を行う健康管理センター，心理職が多く所属するメンタルヘルス科，災害時の救援活動を調整する国内救援部，そしてCOVID-19対応の中心となっている感染対策本部と事務部門の総務課，人事課とが連携して活動しています。

　スタサポは総勢で30名ほどになりますが，病院全体としては常勤職員に限定しても約1,800名おり，活動開始当初は多勢に無勢と感じることもありますが，「少ない人数で大勢を支援するにはどうしたらよいか」と常に考え，通常業務を抱えるメンバー自身の体力・気力も大切にすることが，活動継続の前提になっています。

　メンバーの属性について触れると，7割は赤十字のこころのケア指導者と呼ばれるスタッフです。当センターでは，災害時のこころのケア活動に携わる要員を育成するための研修で講師を担当する看護師と心理職が担っていますが，災害時の心理社会的支援に理解ある職員が多いことは，当センターの特色と言えるでしょう。

(2)　活動目的の共有

　災害派遣の前には活動内容の説明（ブリーフィング）を受け，終了時に

は活動報告（デブリーフィング）をします。同様にスタサポ立ち上げの際にも，ブリーフィングとしてキックオフミーティングを行いました。職員支援においても，自分たちは何をするために集まったのか明確にすることが重要でしょう。

　スタサポの立ち上げの目的は2つあり，1つ目は病院職員の抑うつとバーンアウト，その延長線上にある離職の予防です。これは，精神的な不調に早く気づけるよう**心理教育***4を行い，自分や同僚のストレスサインに気づいて適切な窓口につながることが重要です。そして，病院全体がメンタルヘルス対策への関心を持つための土壌を耕す仕組み作りにもなります。

　第二の目的は，職員の感染症による死と自殺を予防することとしました。病院職員にとって最大の心理的な危機は何かと考えたときに，同僚が亡くなることだと思えたからです。2020年の3月頃は，イタリアやアメリカなどで感染爆発による医療崩壊について報道がなされ，医療従事者が感染し，亡くなっていると取り上げられていました[2]。特にそれが感染症対応をしている職員だとしたら，動じずに働くのは不可能であり，職員全体のメンタルヘルスに影響します。また，感染対策をしっかりと遂行するには集中力や冷静さが必要であり，感染対策にはメンタルヘルス対策も必要です。

　これら2つの目的をキックオフミーティングでは共有しました。そうすると，急に参集されて戸惑っていたメンバーの表情が引き締まり，スタサポの役割を受け止めているようにうかがえました。

---

*4　災害に対する心理教育では，影響を受けた誰しもに心身のストレス反応が生じるのは自然なことであると伝え，対象者が動揺する自分を異常だと感じたり，恥じたりする気持ちを和らげ，受け止めていく過程を支援する。災害下において「こんなに悲しい自分は心が弱いんだ」「何も身動きが取れない薄情者だ」と自責的となる人は多い。そのようなときに，「それだけ悲しみを感じるのは自然なことです」「身動きが取れないというのは動物的な本能の働きで，そのときはどうしようもなかったのではないですか？」と投げかける。これをノーマライゼーション（normalization）と呼ぶ。このようなやり取りのうえで，「自分に起きたことは災害時には自然なことなのか」と，自身のストレス反応や傾向を知っていく過程が災害時の心理教育である。

(3) 心理職としての目標

　実は，スタサポを始めるときに，心理職としての裏の目標を持っていました。それは，「サイコロジカル・ファーストエイドを病院に浸透させる」ことです。同僚の不調に気づいたらさりげなく声をかけ，たとえば「少し元気ないけど大丈夫？」「休憩は取れてる？」といった何気ないやり取りのなかにも，心の負担を軽くする作用はあります。そういった声を掛け合い，助け合うコミュニケーションが風土に染み込んでいけば，災害を経験したとしてもレジリエンスを高め，場合によっては災害が過ぎた後により温かい人間関係が育まれるのではないかと考えていました。

　このような発想は，**心的外傷後成長（Post-traumatic growth：PTG）**[*5]という，人が危機的な状況を経験した後に見られる前向きな変化が病院組織としても生じるのではないかという期待から生じています。

◤4．総合病院における職員支援の実際

　クルーズ船対応から始まった職員支援の内容について，時期別に示すと下記のようになります（図5-1参照）。

① 2020年2～3月：クルーズ船対応

・医療救護派遣活動を終えた職員への面談。

・精神看護専門看護師が中心となり，対応病棟でのデイリーミーティング実施。

・日本赤十字社「新型コロナウイルス感染症（COVID-19）に対応す

＊5　人が生きていくなかで，大きな事故に巻き込まれたり，災害や大切な人との別離を経験したりすることがある。そういった喪失やトラウマ的な出来事は経験しないに越したことはない。ただ，そういった悲しみや挫折の後に人生の目的が明確になったり，新しい役割を獲得したり，ときには「成長」ともいえる変化が生じることがある。それは個人のなかでも生じることだが，コミュニティや地域の成長と言える場面もある。被災経験を経て，防災意識を高める，災害が起きても被害の少ない街づくりをするなどの取り組みは，地域や組織の心的外傷後成長といえる。

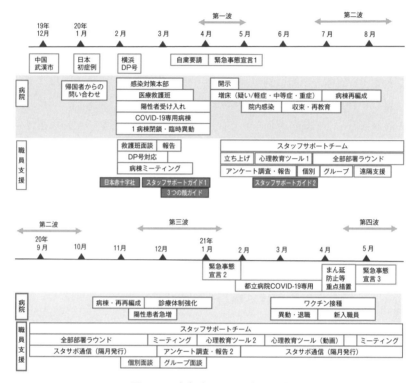

図5-1　患者受け入れと職員支援

る職員のためのサポートガイド」[3]，「新型コロナウイルスの3つの顔を知ろう！〜負のスパイラルを断ち切るために〜」[4] の作成

② **2020年4〜5月：チーム立ち上げ**

・窓口の設置と周知：チーム用院内PHSの確保。相談フローチャートの作成。

・アンケート：全職員対象のメンタルヘルス実態調査実施。回答率は43.2％で，85名（10.0％）が中等度から重度の不安を示した。また，237名（27.9％）が抑うつ状態にあった。抑うつの危険因子は「看護師」「若年」「強い不安」「レジリエンスの低さ」であったが，陽性患者に直接対応していることは抑うつの独立した危険因子ではなかった。直

接対応していない職員であっても26.0%がうつ状態にあり，医療従事者は COVID-19対応者でなくても，精神的負担に苦しんでいた[5]。

・心理教育ツールの作成：抑うつへの気づきと窓口周知のためのポスターを，職員用トイレに貼付。全111枚。

・ラウンド：2 ～ 3 名で 1 チームとなり，院内全部署へのアウトリーチ活動を定期的に実施。

・日本赤十字社「新型コロナウイルス感染症（COVID-19）に対応する職員のためのサポートガイド Vol. 2：経験知の共有」[6] 作成

③ 2020年 6 月〜 8 月

・面談：専用病棟勤務の看護師や治療にあたる医師との個別面談，クラスターを経験した職員とのグループミーティング。

・カンファレンスへの参加：心理職が専用病棟の集中治療室に週 1 回訪問し，困りごとやセルフケアについて共有。

④ 2020年 9 〜12月

・専用病棟看護師や医師との個別面談。

・スタサポ通信：院内での情報共有を推進するため，各部署の取り組みを紹介する壁新聞作成。

・アンケート：全職員対象のメンタルヘルス実態調査（第 2 回）。

⑤ 2021年 1 月〜現在

・心理教育ツールの作成（第 2 回）：慢性ストレスへの気づきと対応の促し。

・心理教育の動画作成。

・専用病棟看護師や医師との個別面談。

・専用病棟における倫理カンファレンスへの参加。

　ここでは心理教育作成時のねらいと，サイコロジカル・ファーストエイドを広めるための工夫についてお伝えします。資料 5 - 1，5 - 2 は，全職員を対象としたアンケートの結果を報告する際に作成したものです。

　通常の産業精神保健のケアの流れは，**セルフケアからラインによるケ**

2020年 5 月20日

皆様

<h1 style="text-align:center">コロナ対応に関するアンケート調査結果のご報告</h1>

感染対策本部　○○　○○
スタッフサポートチーム　○○　○○

　全職員を対象に実施した「新型コロナウイルス対応に関するアンケート調査」の結果を以下のとおりご報告いたします。ご多忙のなか，ご協力をいただきまして，誠にありがとうございました。

1．概要

調査の目的	COVID-19パンデミック禍における，医療従事者のメンタルヘルスを調査すること
調査期間	2020年 4 月22日～ 5 月15日
実施対象	全職員
調査方法	インターネット（院内情報WEB）を利用したアンケート調査
調査内容	基本属性，不安，うつ，レジリエンス，感染の不安や就労モチベーション等
結果概要	848名から回答が得られました（回収率43.2%）[※1]。職種は医師104名，看護職員461名，コメディカル184名，事務99名，性別は男性213名，女性635名でした。不安が高い方が全体の10%（GAD-7≧10），うつ状態にある方が全体の27.9%（CES-D ≧16）を占めました。これらの方は必ずしもCOVID-19陽性患者に直接対応している方に限らず，所属部署・性別・年齢は多岐にわたります。
所感	中国・武漢や湖北省の医療従事者を対象とした調査においても，うつを50.4%，不安を44.6%，不眠を34.0%で認めた報告（JAMA Netw Open. March 23, 2020）があがっています。当センター職員は精神的健康度が高いと見ることもできますが，今後とも継続的なスタッフサポートが必要です。

[※1]　回答時に結果の公表に同意をいただいた方のみを集計したデータです。

2．職員の皆様へメッセージ

　怒涛のように数ヶ月が過ぎ，どっと疲れが出てくる時期になりました。無我夢中で環境変化に適応してきたのが，体制が整ったり，新規陽性患者数が落ち着いていることもあり，「これまでを振り返る余裕」が出てきていると思います。振り返りは自分自身や部署の役割を理解し，整理するためにも大事なことです。ですが，今の時期は不全感や報われない感覚に支配されることもあると思います。まずは，どんな小さなことでもよいので，自分の工夫や取り組みを肯定的に評価してください。それがセルフケアの大切な一歩に繋がります。まずは自分をねぎらい，頑張りをほめてあげましょう。

資料 5 - 2

2020年5月20日

管理者 各位

コロナ対応に関するアンケート調査結果のご報告とお願い

感染対策本部　○○○○
スタッフサポートチーム　○○○○

　全職員を対象に実施した「新型コロナウイルス対応に関するアンケート調査」の結果を以下のとおりご報告いたします。管理者の方々におかれましては，結果をご確認いただくとともに，部署のスタッフケアに役立てていただけますと幸いです。

1．調査概要
　回答者数　　：2020年4月22日〜5月15日時点で848名（回答率43.2%）
　回答者内訳：医師104名，看護461名，コメディカル184名，事務99名
　調査内容　　：基本属性，不安，うつ，レジリエンス，感染の不安や就労モチベーション等

2．結果概要
　調査の結果，不安が高い方が全体の約1割，うつ状態にある方が全体の約3割に見られました。高い不安およびうつ状態にある人は，必ずしもCOVID-19陽性患者に直接対応している方に限らず，所属部署・性別・年齢は多岐にわたります。中国・武漢や湖北省の医療従事者を対象とした調査においても，うつを50.4%，不安を44.6%，不眠を34.0%で認めた報告（JAMA Netw Open. March 23, 2020）があがっています。当センター職員は精神的健康度が高いと見ることもできますが，今後も継続的なスタッフサポートが必要です。

3．スタッフケアについて
　新型コロナウイルス対応が長期化する中で，慢性的に強いストレスがかかり，誰しもが心身ともに不調が生じてもおかしくはありません。不安を感じている方が1割，うつ状態の方が3割と考えると，それは人ごとではなく，皆様の部署にも，勤務に強い不安を感じている人や，不安が高じてうつ状態にある人がいらっしゃるかもしれません。まずは通常のラインケア・管理体制の中で，セルフケアを促し，管理者が心身の健康を気遣うことが必要です。次ページに関わりのポイントをまとめましたので，ご参照ください。また，スタッフのいつもと違う様子に気づかれた際は，必要に応じてスタッフサポートチームにご連絡ください。

スタッフサポートチーム窓口
●からだの不調についてのご相談　　●こころの不調についてのご相談
　○○保健師（PHS xxxx）　　　　　　○○師長・○○心理士（PHS xxxx）

４．関わりのポイント
　緊急時の心理社会的支援で基礎となるのは，「見る」「聞く」「つなぐ」というキーワードによる， PFA（Psychological First Aid）での対応です。部署内での声かけや面談時にも活用することができます。
(1) 見る：身近なスタッフでこんな様子の方はいませんか？
　①表情が暗い，元気がない，口数が少ない，気力が乏しく，ぼんやりしている（気分の落ち込み）
　②休日も横になってばかり，嬉しい・楽しいことがあっても笑えない（興味関心の減退）
　③微熱が続く，血圧の乱高下，不眠など自律神経系の乱れ（ストレスからくる身体症状）がある
　④普段はできていることができない（ストレス反応で処理能力が落ちるのは自然なことです）
(2) 聞く：その人はこんな思いでいるかもしれません
　①苦しさ，しんどさを「誰かに話したい」，「聞いてほしい」
　②皆が忙しいなかで，自分だけ休みが欲しいとは言いにくい…
　いずれも，アンケートの自由記述にて，多くの方に見られた反応です。話すことに躊躇し，悩でいるスタッフがいるかもしれません。「おや？　いつもと違うな」と感じたときは，是非，部署内で声を掛けあい，いつもよりもこまめに話す時間を設けてみて下さい。

> 例：「いつもより元気がないようだけど…。何か悩んでいることがあったら，聞かせてね」
> 　　「気になることがあったらいつでも声をかけてね」

(3) つなぐ：支援の輪を作る
　①セルフケアを促す
　その人のリフレッシュになることは何でしょう？　ニュースを見過ぎたりしていないか聞いてみましょう。質問することがセルフケアに気づくヒントになります。
　②同僚同士で話す時間を作る（ピアサポート）
　カンファレンスやミーティングの時間を活用して，お互いのストレス状況やリフレッシュの方法を共有する時間を設けましょう。
　③管理者として支援を継続する
　必要なときはプライバシーを守れる環境で話を聞いてみましょう。管理者自身に偏見や先入観がないか振り返ることも必要です。
　④病院内の相談窓口を活用する
　　心身の相談：スタッフサポートチームの窓口に連絡する（メールも可）
　　　　　　　　健康管理センター○○医師，メンタルヘルス科○○医師に診察を申し込む
　　職員相談　：語らいの部屋（内線 xxxx）
　　　　　　　　院内ハラスメント相談窓口（安全衛生委員会　○○医師・○○保健師）
　　　　　　　　本社ハラスメント相談窓口（外部委託）tel xxxx-xxxx

５．管理者の皆様へメッセージ
　様々な変化が起きイレギュラーな対応に追われるなか，日々それぞれの業務にご尽力いただきまして，誠にありがとうございます。また，管理者の皆さんが倒れたり，バーンアウトしてしまうことを心配しています。スタッフへの関わり方やご自身のケア・振り返りの場としてスタッフサポートチームをご活用いただけると幸いです。

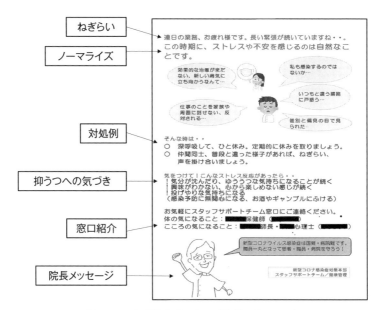

ねぎらい

ノーマライズ

対処例

抑うつへの気づき

窓口紹介

院長メッセージ

図5-3　心理教育ポスター（急性ストレス用）

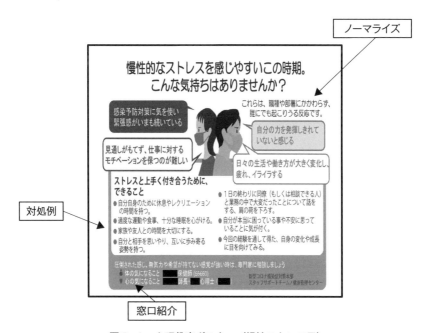

ノーマライズ

対処例

窓口紹介

図5-4　心理教育ポスター（慢性ストレス用）

ア*6，事業場内産業保健スタッフ等によるケア，**事業場外資源によるケ
ア**へとつながっていきます[7]。

　心理教育のポスターはセルフケアのためのきっかけづくりであり，個人
のストレスサインへの気づきと対処を提示して，身近な相談者（同僚や上
司）のラインケアと，事業内産業保健スタッフ（臨時的にスタサポも含ま
れる）の窓口案内とで構成されています（図5-3，5-4）。医療従事者
として不安や戸惑いがあるのは誰しもが感じることだと**ノーマライゼー
ション**[*7]し，自身のストレス反応を受け止め，対処方法を検討する過程
はセルフケアにつながります。

　ここでセルフケアとラインケアをつなぐためには，相談のしやすさが必
要になります。相談者からの発信と勇気も重要ですが，相談を受けた相手
の対応が，肝になるのではないでしょうか。そこで，調査結果の報告はラ
インケアの窓口となる管理者向けにも作成し，相談を受け止める心構えを
サイコロジカル・ファーストエイドのエッセンスでまとめ，配布しました
（資料5-2）。地道な草の根運動ではありますが，COVID-19が収束した
後に，働きやすい職場ができているとしたら，それはひとつの希望でもあ
ります。

5．まとめ

　本章では，COVID-19の感染拡大とその影響は，特殊災害に準ずるも
のであるととらえ，災害時の心理社会的支援として病院職員に実施してき
た内容を報告しました。支援の基礎となるサイコロジカル・ファーストエ
イドは，名のとおり“応急処置”であり，専門的な心理療法や精神科医療
ではなく，身近な人の尊厳に配慮しながら関わりを持つためのものです。
挨拶をする，おやつを分け合う，他愛もない話をするなどの何気ないやり

＊6　第2章の脚注＊9（30頁）を参照。
＊7　本章の脚注＊4（74頁）を参照。

取りのなかに，ケアの要素は多分に含まれていることを強調し，本章を終えたいと思います。

◎本章のポイント◎ ―――――――――――――――――

1 災害時の心理社会的支援は，被災者はもちろんのこと支援者にも必要であり，これまでに医療救護班帰還時の支援体制を整え，守秘義務に守られ話せる時間と場所を準備してきた。コロナ禍においては病院職員への支援体制を整えることが急務であり，多部署・多職種連携を通して継続的な実践に至っている。

2 CBRNE 災害は特殊災害であり，COVID-19という見えない災害は不安や恐怖を抱かせ，偏見や差別の問題を惹起してきた。このような心理社会的な問題へは心理教育が有用であり，自身のストレス反応を知ることでセルフケアや他者とのつながりを持つことにつながる。

3 サイコロジカル・ファーストエイドは人道支援の基盤であり，人と人が安全に関わるための行動指針である。コロナ禍では人とのつながりが希薄になりやすいが，「準備する」「見る」「聞く」「つながる」のステップに沿って，自分の平時の感覚を取り戻したり，信頼できる他者とのつながりを持てるよう促す情報発信も，職員支援の柱となっている。

【文献】
1 ） WHO（日本語版訳（独）国立精神・神経医療研究センター，ケア・宮城，公益財団法人プラン・ジャパン）（2011）心理的応急処置（サイコロジカル・ファーストエイド：PFA）フィールド・ガイド . [https://saigai-kokoro.ncnp.go.jp/pdf/who_pfa_guide.pdf]（2021/8/15アクセス）
2 ） NHK（2020）新型コロナ　アメリカの医療従事者9000人余感染27人死亡. [https://www3.nhk.or.jp/news/html/20200415/k10012387721000.html]

（2021/8/15アクセス）

3） 日本赤十字社（2020）新型コロナウイルス感染症（COVID-19）に対応する職員のためのサポートガイド．[https://www.jrc.or.jp/saigai/news/200330_006139.html]（2021/8/15アクセス）

4） 日本赤十字社（2020）新型コロナウイルスの３つの顔を知ろう！〜負のスパイラルを断ち切るために〜．[https://www.jrc.or.jp/saigai/news/200326_006124.html]（2021/8/15アクセス）

5） Awano, N., Oyama, N., Akiyama, K., Inomata, M., Kuse, N., Tone, M., Takada, K., Muto, Y., Fujimoto, K., Akagi, Y., Mawatari, M., Ueda, A., Kawakami, J., Komatsu, J., & Izumo, T. (2020) Anxiety, depression, and resilience of healthcare workers in Japan during the coronavirus disease 2019 outbreak, *Internal Medicine*, **59** (21), 2693-2699. [DOI: 10.2169/internalmedicine.5694-20]

6） 日本赤十字社（2020）新型コロナウイルス感染症（COVID-19）に対応する職員のためのサポートガイド Vol. 2 ——経験知の共有．[https://www.jrc.or.jp/saigai/news/200911_006383.html]（2021/8/15アクセス）

7） 厚生労働省，独立行政法人労働者健康安全機構　勤労者医療・産業保健部産業保健課（2020）職場における心の健康づくり〜労働者の心の健康の保持増進のための指針〜 [https://www.mhlw.go.jp/content/000560416.pdf]，p. 7．（2021/8/15アクセス）

第6章

がん専門医療機関における院内支援

[柳井優子]

1. はじめに

　当院は東京都中央区にあるがん専門病院です。「社会と協働し，全ての国民に最適ながん医療を提供する」という理念のもと，日本のがん医療の旗艦病院として，高度ながん医療を提供したり，より安全ながん医療の開発を行っています。最新の治療，数多くの治験を求めて，全国から患者が集まってきます。当院で働く医療従事者もまた，がん医療のスペシャリストとして，最善・最良のがん医療が提供できるように日々励んでいます。

　新型コロナウイルス感染症の流行は，当院のようながん専門病院においても，さまざまな影響を及ぼしています。筆者は，普段は**精神腫瘍科**[*1]の心理療法士，**緩和ケアチーム**[*2]メンバーの一員として，**コンサルテーション・リエゾン**[*3]活動を行っていますが，コロナ禍で結成された医療従事者のメンタルヘルスサポートを行うチームにも，加わることになりました。

　本章では，がん医療に特化した病院がコロナ禍でどのような状況に置かれているか，また，新型コロナウイルス感染症患者への対応をする医療者

[*1]　がん治療のすべての時期において，患者・家族に対し心のケアを提供することを目的とした診療科。

[*2]　緩和ケアを専門とする医師，看護師を含めた多職種から構成されたチーム。

[*3]　身体疾患をもつ患者の精神面の問題に対して，専門性をもった多職種と共同して行う精神科治療。

だけでなく，通常のがん医療を担う医療者が抱えている葛藤や苦悩も紹介し，そのような医療者をどのように支えていけるかについて，当院の取り組みをもとに考えていきたいと思います。

2．COVID-19関連職員サポートチームの活動

当院でも2020年4月から，新型コロナウイルス感染症の軽症〜中等症患者を受け入れています。一病棟を新型コロナウイルス感染症専門病棟（以下，新型コロナ病棟）にして，医療者は各部署から当番制で新型コロナ病棟に配属され，業務を行っています。都内の感染者数の増減にともなって変動はありますが，受け入れを開始してから概ね10〜20名前後の患者が常時入院されています。特にデルタ株が猛威を振るうようになってきてからは，満床に近い状態が続いています。

新型コロナウイルス感染症患者の受け入れと同時に，当院では，医療者のメンタルケアを行う「COVID-19関連職員サポートチーム」が立ち上げられました。職員サポートチームのメンバーは，精神腫瘍医，精神看護専門看護師や緩和ケアチーム専従看護師，心理療法士が中心となり，院内のCOVID-19対策チームや看護部とも密に連携し，活動を行っています。

(1) 新型コロナ専門病棟における活動

新型コロナ病棟に配属された医療者に対しては，週1回の定期的なスクリーニングを実施し，個人のストレス状況を把握しています。スクリーニングで高ストレス状態にあった医療者に対しては，本人の希望を確認し，直属の上司，あるいは職員サポートチームのメンバーが面談を行います。また，高ストレス状態ではなくても，医療者の希望があれば，職員サポートチームのメンバーとの面談を受けることができるようにしています。実際に高得点になる医療者も，面談を希望する医療者も多くはありませんが，新型コロナ病棟に配属された医療者からは，「定期的にセルフチェックを行うことで，自分自身の状態に気づくことができた」などの声があり，ス

クリーニングを実施すること自体が，セルフケアへの促しになっているのかもしれません。

　そのほか，職員サポートチームのメンバーが病棟に出向き，医療者に直接声をかけたり，看護部などの組織と相談しながら，チームの活動の仕方を模索しています。医師，看護師，心理療法士など，複数の職種でサポートチームを構成したことで，多角的な視点から活動のあり方を検討することができ，また，問題が生じた際の対応にも，バリエーションがもちやすいのではないかと思います。

(2)　全職員に向けたメンタルヘルスケア

　コロナ禍では，新型コロナ病棟を担当する医療者に限らず，多くの医療者が不安や緊張，ストレスを抱えています。新型コロナウイルス感染症が拡大した第1波のころは，未知の感染症に対する恐怖，日常生活や仕事の変化などで，多くの職員が落ちつかない日々を過ごしていました。そのため，職員のメンタルヘルスケア対策として，セルフケアを促すためのリーフレットを作成することにしました。日本赤十字社の「新型コロナウイルスの3つの顔を知ろう！～負のスパイラルを断ち切るために～」[1] など，国内外で公開されている資料を参考に，ストレスやメンタルヘルスについての正しい理解，自身のストレスへの気づきと対処法などの内容を盛り込んで作成しました。

　完成したリーフレットは，院内の一斉メールで周知し，また，病棟のスタッフステーション，医局，休憩室，エレベーターなど，さまざまな場所に掲示して，多くの職員の目に止まるようにしました。

　その後，感染拡大が収まらず長期化していくなかで，いわゆる"コロナ疲れ"のように，医療者のストレスも感染初期のものとは変化しているように感じました。そこで，長期化したコロナ禍でのメンタルヘルスケアについて，第2版のリーフレットを作成しました（図6-1）。

　第2版では，流行が長期化するなかで経験しうるストレス（業務量の増加，仕事やプライベートにおける見通しの立たなさ，コミュニケーション

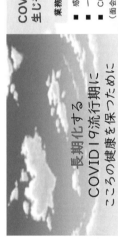

長期化する COVID19流行期に こころの健康を保つために

中央病院職員のみなさまへ

COVID19流行がいつ終息するのか先が見えない中、日常業が大きく変化し様々な脅威に晒され続けていると思います。

個人の性格や仕事の能力とは関係なく、誰もが大きなストレスを抱えています。

医療者として患者のケアを行うためにも、まずは自分のこころとからだを大切にしてください。

作成者：国立がん研究センター中央病院健康サポートチーム
作成日：2020年9月25日

参考資料：
British Psychological Society (2020) The psychological needs of healthcare staff as a result of the Coronavirus pandemic.
Center for the Study of Traumatic Stress (2020) コロナウイルスやその他の感染症アウトブレイクにおける医療従事者の援助
香港中文大学社・日本赤十字社 (2020) 医療従事者のこころの健康を保つために―新型コロナウイルス流行に対応する職員のためのメンタルヘルス
IASC (2020) ブリーフィング・ノート 新型コロナウイルス流行時のこころのケア
National Center for PTSD (2020) Managing Healthcare Workers' Stress Associated with the COVID-19 Virus Outbreak
日本赤十字社 (2020) 新型コロナウイルスの3つの顔を知ろう！―負のスパイラルを断ち切るために～
WHO (2020) COVID-19ブレイク中のメンタルヘルスと心理社会的側面に関する検討事項
WHO (2020) COVID-19流行によるストレスへの対処

COVID19流行が長期化する中で生じやすい問題

業務内容や業務量の変化
- 感染病棟や発熱外来におけるCOVID19対応
- 一般病棟でのCOVID19疑い患者の対応
- COVID19体制下での変則的な業務（面会制限、カンファレンスや研修体制の変化、オンライン会議の増加など）

見通しが立たないこと
- 先行き不透明なCOVID19流行状況
- 長引く自粛生活
- 仕事や私生活における予定の立ちにくさ

コミュニケーション量の減少
- カンファレンスの縮小・簡素化
- 普段の何気ない会話の減少
- 食事会や飲み会などでの交流ができない
- オンラインでは伝わりにくいことの機微

互いの業務に対する理解の不足
- 感染病棟の業務に従事することの大変さ
- コロナ禍で一般病棟や外来業務に従事する大変さ
- 在宅勤務する大変さ

感染者に関する継続的なニュース
- 感染者増減に関する報道
- 知人の感染や濃厚接触に関する知らせ

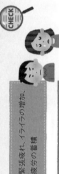

"withコロナ"の生活に慣れてくる反面、気づかないうちにストレスを慢性化させているかもしれません。

下記のような症状を強く感じる時は、ストレスが溜まっているサインかもしれません。

緊張疲れ、イライラの増加。疲労の蓄積。
→ もし感染したらどうしよう／もし自分の感染業務になったらどうしよう

自分が感染すること、感染させることの不安
→ こんな目に遭うのは○○のせいだ／私の体もこ…を考えてくれていない

上司や組織に対する怒り

異なる組織に対する批判・怒り
→ あっちの部署はいいよね…

感染リスクのある行動をとった者に対する批判
→ 私は我慢して生活してるのに…！

感染者への批判・偏見
→ こう感染するようなことをしていたんだろう

こころの健康を保つためにできること

～生活編～

- いつもの生活習慣や睡眠・起床のペースを保つよう心がけましょう。
- 十分に食事をとり、できるだけ運動するように心がけましょう。
- アルコール、たばこ、カフェイン、薬物の取りすぎに気をつけましょう。
- 楽しいことやリラックスできる活動を心がけましょう。（例：深呼吸 瞑想 ストレッチ 散歩 読書 音楽等）
- 今の自分ができていることを認めましょう。
- 自分の体調や心の変化に気づきましょう。考え方、気持ち、態度や行動など、自分自身をいろいろな角度から観察してみましょう。
- 不満や愚痴をこぼすことも、時には大切です。気持ちを隠したり抑えないで、周りの人に共有してみましょう。
- 家族や友人など、安心・信頼できる人とつながりましょう。直接会えなくてもSNSや電話などを活用した側面もあります。
- 物事のポジティブな側面にも注目してみましょう。ストレスが溜まっていると、ついネガティブな側面ばかりに気をとられてしまいがちです。

～職場編～

- 仕事を抱え込みすぎないようにしましょう。
- 休むことも仕事です。勤務中はこまめに休憩を、勤務日以外の日には十分な休息をとりましょう。
- 必ずしも「時間をかければ」＝「最良の医療」ではないことを意識しましょう。
- 変えられない状況があることを受け入れてみましょう。そして、変えられる状況に目を向けてみましょう。
- 同僚や上司といつも以上に互いに声を掛け合いましょう。お互いの心身の健康を確認し合うとともに、気持ちを直接会えない場合はメールや電話を活用しましょう。
- 必要な時には遠慮なく職場にサポートを求めましょう。
- 不調が続く場合は管理者に相談しましょう。
- 批判的、差別的なものを言いには同調しないようにしましょう。
- 過去に自分自身が辛い時期を乗り越えた時の対処法も役に立つかもしれません。

手軽にできるリラックス法

からだをほぐすことによって、こころも一緒にほぐす方法を紹介します。

①呼吸法…心と体を簡単に整える方法。
腹式呼吸によってリラックスした状態を作り出します。

②漸進的筋弛緩法…全身の筋肉を緩める方法。
普段意識していない筋肉を自分の意思でほぐすことでリラックスした状態を作り出します。

下記のウェブサイトで実践動画を公開しています。
https://www.youtube.com/watch?v=3izhgMwLzk
※右のQRコードもご利用になれます。

不安や緊張で縮り固まったこころとからだを一緒にほぐくしましょう

おわりに

強いストレスにさらされると誰しもがバランスを崩しやすくなります。「こんな状況だからしかたがない」と見過ごさないでください。「自分が弱いからだ」「自分の能力が足りないからだ」と自分を責めたり我慢しないでください。どうにもならないと思った時は、職場の上司など適切な人に連絡をとり、適切な支援を受けるようにしてください。

特に、1週間以上こころや心身の不調が継続する場合は無理せず管理者に相談しましょう。

こころの疲れがどうにもならないと感じたときは、遠慮なく私たちにご連絡ください。
COVID-19関連 職員サポートチーム

いつもありがとう

図6-1 職員のメンタルヘルスケアのためのリーフレット

量の減少，自分が感染する恐怖・他者に感染させてしまう恐怖など）に対する気づきを促し，感染の流行が長期化するなかで取り組みやすいストレス対処法などを紹介しました。

　さらに，院内職員向けのメンタルヘルスケアに関するセミナーも企画しました。いずれも，職員のストレスに対するセルフケアを強化することを目的とした心理教育的な関わりで，自身が感じているストレスに対する理解を深め，ストレス対処や休息を取ることの重要性を継続的に発信しています。

(3)　新型コロナウイルス感染症に罹患した職員に対するケア

　国内で新型コロナウイルスの感染者が出始めたころ，当院でも職員が感染した事例があり，メディアで大きく報道されたことがありました。当時は，報道を見て通院に不安を感じた患者や，入院している患者の安全を心配した家族から，連日かなり多くの問い合わせをいただきました。「医療者が感染するとは何事だ！」と，お叱りの電話をいただいたこともありました。感染した職員も自身を責めたり，周囲に対する申し訳なさを強く抱えていました。そのため，感染した職員への関わり方や，感染者が出た部署の他の職員への対応などについて，部署の上司や看護部などの相談に応じました。

　また，職員が感染し，同じ部署の職員の多くが濃厚接触者として自宅待機となり，部署が一時的に機能停止になるようなこともありました。感染した職員だけでなく，濃厚接触で自宅待機となった職員も不安を抱えていたため，職員サポートチームのメンバーが自宅待機者と電話面談を行い，個別にケアを行いました。

　医療者が感染したり濃厚接触者になると，「誰かに感染させてしまうのではないか」「周囲に迷惑をかけてしまうのではないか」という罪責感情が強くなります。こうした罪責感情は**道徳的傷つき（モラル・インジュリー，職業モラルの傷つき）**[*4]として医療者のトラウマになりかねません。医療者個人を守るためにも，このような罪責感情に注意を払いながら，医

療者支援を行うことが重要であると思います。

(4)　医療者同士の無理解や偏見

　新型コロナウイルスという未知の存在に対する忌避意識により，多くの医療従事者やその家族が誹謗中傷を受け，タクシーの乗車拒否に遭ったり，医療者の子どもが保育所の受け入れを拒否されたり，さまざまな差別や偏見に苦しみました[2]。しかし，一般の方々からだけでなく，医療者同士でも，お互いの無理解によって差別や偏見が生じることがあります。

　都内の感染者数が一時的に落ち着いていたころ，当院では，新型コロナ病棟に入院する患者数が一桁で推移していた時期があり，一般病棟の医療者から「新型コロナ病棟は患者数が少ないから，楽でいいよね」などと囁かれたことがありました。その言葉に対して，「自分が感染するかもしれない恐怖を抱えながら，感染予防に細心の注意を払って患者のケアや治療を行うことは大変なことなのに，自分たちのつらさをわかってもらえていない」と，新型コロナ病棟の医療者は心を痛めていました。

　一方で，一般病棟の医療者も，新型コロナ病棟への人員配置，医療者の感染や濃厚接触による人手不足，コロナ禍で新たに生じた業務負担など，今まで以上に多忙な状況に陥っており，強いストレスを感じていました。医療者が抱えるストレスの強さ，相手の立場や状況に対する理解不足が，このようなすれ違いを生じさせてしまったのではないかと思います。

　新型コロナウイルス感染症の最前線に立っている医療者も，一般の医療を維持するために奮闘する医療者も，どちらもこの非常事態において必要不可欠な役割を果たしています。そのことを心に留めながら，自身や他者が置かれている現状を俯瞰し，ストレスに対するケアを行っていくことが大切であると感じます。

＊4　第1章2.を参照。

3. コロナ禍でがん医療を行う医療従事者の支援

(1) コロナ禍におけるがん医療の難しさ

　コロナ禍では感染者の増加による医療の逼迫が問題視されていますが，一方で，一般医療にさまざまな支障が出ていることも深刻な問題です。がん医療においても例外ではありません。

　当院では，感染流行初期から，入院患者への面会が禁止となりました。また，入院中の外泊・外出も禁止され，大部屋の場合はベッドごとにカーテンを閉めて生活するようになっています。これにより，入院患者は家族や友人と直接会うことができなくなり，また，入院患者同士での交流の機会も減り，孤独感，不安，ストレスが募っています。家族もまた，面会ができないことで患者の病状の理解が追いつかず，自宅で不安を抱えながら過ごされています。

　特に終末期患者の場合，残されたわずかな時間を家族の付き添いや友人の面会がないまま，たった一人で過ごさなければならないという苦痛は計り知れません。家族においても，通常であれば，日に日に衰弱していく患者を目の当たりにしながら，少しずつ別れに向けて心の準備をしていくものですが，現在は死期が迫った数日のみしか面会ができないような状況です。感染予防のため，患者の安全を守りながら医療を行っていくためには必要な対策ではありますが，人生の最期の過ごし方として十分な環境を整えることが，非常に難しい現状があります。

　医療者にとっても，コロナ禍でのがん医療は過酷な体験です。通常の業務に加え，感染予防対策などによる業務量の増加，一般病棟から感染病棟へのスタッフの出向，職員や家族の感染・濃厚接触によって生じる人手不足などで，今まで以上に多忙な状況に置かれています。「患者のそばでゆっくり話を聞いてあげたい」「家族の不安やつらさに寄り添いたい」と思っていても，物理的な忙しさやコロナ禍のさまざまな制限により，実施でき

ないことも少なくありません。患者や家族の苦しみを知っていながら，非
情とも思える制限を課さなければならない医療者は，"患者家族に寄り添
う"といった本来の職業的信念に反することなり，深いモラル・インジュ
リーを繰り返し経験しています。

　さらに，抗がん治療中で免疫機能が著しく低下している患者に接する医
療者にとって，自分が感染させてしまうことの不安・恐怖は非常に大きい
ものです。そのため，私生活での自粛や行動制限に対する意識は強くなり
ます。また，職場でも休憩や食事の際には黙食を強いられ，会食も全面的
に禁止されているため，お互いに不安やつらさを共有したり，労をねぎら
うこともしにくくなっています。コロナ禍でストレス負荷は増える一方な
のに，従来用いていたストレス対処法が使いにくくなっていることは，医
療者のセルフケアをよりいっそう難しくさせていると思います。

(2)　コロナ禍でがん医療を行う医療者に対する支援

　筆者は院内において，コンサルテーション・リエゾン活動を中心に行っ
ていますが，コロナ禍で医療者の道徳的傷つきや疲弊を目の当たりにして
います。実際に，感染が流行しはじめてから，患者の苦痛や医療者の不安
により，緩和ケアチームへの依頼件数も増加したように思います。幸いな
ことに，普段からコンサルテーション・リエゾン活動としてさまざまな病
棟に出入りし，医療者との関係性は築けていたので，医療者に対して支援
を行いやすい状況にありました。

　コロナ禍では，従来のコンサルテーション・リエゾンの関わりのなかで，
より意識的に医療者の無力感や苦悩に気を配るようにしています。たとえ
ば，事例の相談を受けるなかで，医師や看護師のモラル・インジュリーを
積極的に拾って言語化し，医療者自身のなかで生じている感情の整理を促
しています。また，コロナ禍で試行錯誤している医療者の取り組みをコン
サルテーションチームとして保証し，病棟スタッフが安心して患者のケア
ができるように相談に応じています。事例の相談に応じるなかで，スタッ
フの個人的な感情や悩みが強いと思われたとき，あるいは，心身の症状が

見られるような場合は，相談の枠を作るために，職員サポートチームの面談や産業医への相談を勧めるようにしています。

(3) 実際の支援事例——終末期がん患者に抱く医療者の苦悩に対する支援

　悪性リンパ腫で移植治療を行った B さん（60代男性）は，重度の GVHD[*5]で長期の入院を強いられていました。家族仲が良好で，入院中は毎日のように家族と電話で話したり，医師や看護師に対して家族とのエピソードを楽しそうに話していました。「新型コロナが流行っているから仕方ないけど，もう何カ月も家族に会えていないから，顔が見たい」と，寂しそうに話す B さんの様子を見て，多くの看護師が心を痛め，できることを模索していました。病棟の多忙な業務のなかでも，看護師は B さんの荷物を届けにきた家族と積極的にコミュニケーションをとり，家族には B さんの様子を，B さんには家族の様子を伝えるようにしていました。

　その後，B さんは徐々に全身状態が悪化し，退院が難しい状況となりました。家族は医師から逐一状況を伝えられていましたが，直接会うことはできませんでした。亡くなる数日前になって家族の面会が許可されましたが，B さんは終末期せん妄で，十分なコミュニケーションが取れない状態になっており，そのまま家族に見守られながら逝去されました。

　この事例に対して，病棟スタッフの心配も強かったことから，緩和ケアチームにも早い段階で介入依頼がありました。緩和ケアチームは，B さんへ直接的な心理的ケアを行うとともに，病棟カンファレンスに参加し，病棟スタッフが抱える葛藤や傷つきを言葉にして共有しながら，今できる支援は十分に行えていることを保証しました。実際に，病棟スタッフはコロナ禍の制約が多い状況のなかで，やれることは十分に行っていたと思います。しかし，「患者と家族でもっと良い時間を過ごさせてあげたかった」「B

[*5]　ドナー由来のリンパ球が，患者の正常臓器を異物と見なして攻撃することにより生じる同種移植後の特有の合併症。

さんの家族に会いたい気持ちに十分に応えられなかった」「もっとできることがあったのではないか」など，最後までさまざまな思いで葛藤していました。

　このような医療者の傷つきは，心身の疲弊，無力感や燃え尽きにもつながりうるため，「コロナ禍だから仕方ない」と見過ごさず，丁寧に医療者の感情を扱っていくことが大切であると思います。

4．医療者支援の課題

(1)　医療者が利用しやすいメンタルヘルスケアの提供

　コロナ禍における医療者の精神症状に関する研究では，不安，抑うつ，急性ストレス反応，燃え尽き症候群，PTSD症状，不眠などが高い頻度で報告されています[3),4)]。直接的に新型コロナウイルス感染症患者に対応する医療者では，PTSD症状が高く見られること，一方で，新型コロナウイルス感染症患者に対応していない医療者においても，同程度に抑うつ，不安，睡眠に問題があるということも指摘されています[5)]。

　本邦で実施された調査においても，第一波の前後において，一般労働者と比較して，医療者で精神的健康が有意に悪化していたことが報告されており[6)]，コロナ禍で医療者の精神的健康が特に悪化している可能性が示唆されます。

　日本医学会連合の『COVID-19 expert opinion（第2版）』では，医療者に対して「セルフケアを普通以上に心がけるとともに，支援を求めることを恥ずかしいと思わず，必要に応じて上司・同僚や信頼できる人に積極的に支援を求めることが重要である」[7)]としています。医療者は患者家族を支援する立場であることから，自らが気持ちのつらさを訴えたり，支援を受けることに対しては，抵抗を感じる人も少なくありません。特にコロナ禍においては，心理的な抵抗感とともに，時間的問題と極度の疲弊から，メンタルヘルスの専門家への支援希求がしにくいことも指摘されてい

ます[8]。医療者に対して，どのようにメンタルヘルスケアを提供し，有効に活用してもらうかが喫緊の課題であると思います。

　当院では，上述したように，新たに職員サポートチームを結成して活動を行うだけでなく，既存のチームの活動のなかで支援を行うことも試みています。コロナ禍で医療者を支援する専門のチームを作ったことで，利用する側にとってもわかりやすく，また，必要なときに組織として支援に入りやすいという利点があると思います。また，既存のチームの活動のなかでは，すでに構築された医療者同士の関係性を活用できるため，気軽に相談したり，支援する側も声をかけやすいという利点があります。

　いずれにせよ，「相談してください」という受け身の体制ではなく，自ら現場に足を運び，医療者の声に積極的に耳を傾けていくことが重要であると思います。

(2)　次世代の医療者に対する支援

　さらに，医療者支援について少し広い視点で考えてみると，次世代の医療者の育成も大切な課題であると思います。コロナ禍で学生生活を送っている医療系の学生は，従来とは異なる形式で授業や実習を行い，社会人として働くことになります。コロナ禍で十分に実習を経験できなかったことにより，従来の新入職者と比べて技能的な面で劣る可能性があります。特にコロナ禍では，病院全体が多忙であることから，入職後も十分な研修や指導が提供されにくい場合も少なくありません。

　また，新入職者自身が，思い描いていた仕事と実際の現場で体験することに強いギャップを感じることもあると思います。そのような場合，職場不適応になったり，離職する者が増える可能性があります。

　現在，医療現場で奮闘している医療者を支えるとともに，次世代を担う医療者をコロナ禍でどのようにエンパワメントしていくかについても，今後考えていく必要があると思います。

◎**本章のポイント**◎ ─────────────

■ コロナ禍においては，新型コロナウイルス感染症患者に対応する医療者も，一般医療を行う医療者も，さまざまな場面で道徳的傷つき(モラル・インジュリー,職業モラルの傷つき)を経験している。

■ 一般社会からだけでなく，医療者間においても，お互いの無理解や偏見が生じうる。

■ 医療者支援においては，新たにシステムを作るだけでなく，従来ある組織やつながりを活かすことも大切である。

■ 有事の際は日頃の関係性が浮き彫りになるため，次なる災害に備えて，日常的に組織の在り方や活動体制を見直しておくことが大切である。

─────────────────────────────

【文献】
1） 日本赤十字社（2020）新型コロナウイルスの3つの顔を知ろう！〜負のスパイラルを断ち切るために〜. [https://www.jrc.or.jp/saigai/news/200326_006124.html]（2021/8/15アクセス）
2） 鈴木英敬（2020）偏見・差別の実態と取組等に関する調査結果. 新型コロナウイルス感染症対策分科会　偏見・差別とプライバシーに関するワーキンググループ. [https://www.cas.go.jp/jp/seisaku/ful/wg_h_3_6.pdf]（2021/08/15アクセス）
3） Serrano-Ripoll, M. J., Meneses-Echavez, J. F., Ricci-Cabello, I., Fraile-Navarro,D., Fiol-deRoque, M. A., Pastor-Moreno, G., Castro, A., Ruiz-Pérez, I., Campos, R. Z., & Gonçalves-Bradleyl, D. C. (2020) Impact of viral epidemic outbreaks on mental health of healthcare workers: A rapid systematic review and meta-analysis. *Journal of Affective Disorders*, **277**, 347-357. [DOI: 10.1016/j.jad.2020.08.034]
4） Pappa, S., Ntella, V., Giannakas, T., Giannakoulis, V. G., Papoutsi, E., & Katsaounou, P. (2020) Prevalence of depression, anxiety, and insomnia among healthcare workers during the COVID-19 pandemic: A systematic review and meta-analysis. *Brain, Behavior, and Immunity*, **88**, 901-907. [DOI: 10.1016/j.bbi.2020.05.026]

5) Rossi, R., Socci, V., Pacitti, F., Di Lorenzo, G., Di Marco, A., Siracusano, A., & Rossi, A. (2020) Mental health outcomes among front-line and second-line health care workers during the coronavirus disease 2019 (COVID-19) pandemic in Italy. *JAMA Network Open*, **3**, e2010185-e. [DOI:10.1001/jamanetworkopen.2020.10185]

6) Sasaki, N., Kuroda, R., Tsuno, K., & Kawakami, N. (2020) The deterioration of mental health among healthcare workers during the COVID-19 outbreak: A population-based cohort study of workers in Japan. *Scandinavian Journal of Work, Environment & Health*, **46**, 639-644. [DOI: 10.5271/sjweh.3922]

7) 一般社団法人日本医学会連合 (2021) COVID-19 expert opinion 第 3 版. [https://www.jmsf.or.jp/uploads/media/2021/08/20210819163723.pdf] (2021/08/15アクセス)

8) Sederer, L. I. (2021) The many faces of COVID-19: Managing uncertainty. *Lancet Psychiatry*, **8**, 187-188. [DOI: 10.1016/S2215-0366 (21) 00031-6]

第7章

ピアサポートの実際
――精神看護専門看護師の立場から

[加藤郁子]

1. はじめに

　新型コロナウイルス感染症（COVID-19）が蔓延し，医療職の負担は大きくなりました。なかでも看護師は，感染の不安を抱えながら患者のケアを続けなければならず，精神的にも身体的にも負担が多い状況が続いています。そのため，看護師のメンタルサポートの体制づくりは必須となります。

　精神看護専門看護師は，看護協会認定の専門看護師の一分野で，精神疾患患者に対して水準の高い看護を提供や，一般病院に入院する患者やその家族への精神的なケアを行う，リエゾン精神看護を提供しています。精神看護専門看護師の認定を受けている者は国内で364名おり（2021年現在），精神病院や訪問看護ステーション，総合病院などで活動しています。多くの精神看護専門看護師は，このコロナ禍において医療職のメンタルヘルスのサポートを担い，それぞれの施設で試行錯誤しならサポート体制を整えてきています。

　総合病院で活動する精神看護専門看護師は，リエゾン精神看護を実践する「リエゾンナース」と呼ばれ，精神看護の知識と技術を一般の看護に応用し，さまざまな病気の治療のために入院して来た患者の精神的なサポートを行ったり，病棟の看護師が患者の対応に困難を感じたときに相談を受けます。また，精神疾患をもった患者が入院してきたときには，精神科リエゾンチームのメンバーの一員として対応しています。

そして，「リエゾンナース」は日本に導入されたときに，「リエゾンナースは看護師のための看護師」と言われたこともあり，看護師のメンタルのサポートもひとつの役割になります。

2．看護師によるピアサポート

ピアサポートとは，同職種の仲間や同じ体験をした人同士の支援を言います。今回は看護師同士の支援，院内感染を体験した施設の職員同士の支援をピアサポートととらえ，ピアサポートを強化するための方法について，精神看護専門看護師としての支援と，外部支援者としての支援について考えていきます。

(1)　COVID-19受け入れ病棟への関わり

COVID-19が拡大しはじめたころ，福島県立医科大学附属病院の患者受け入れ病棟でも，未知のウィルスという存在，それを防御する物品の不足状況から，看護師の不安は大きなものでした。感染の不安から他の職種が病棟の中に入らないため，病棟の掃除や配膳，文書の取り込みなど，普段は他の職種が行っている業務も看護師が担わなければならなくなり，業務の負担も増えていきました。

そこで，病棟で起きていることを把握するために，精神看護専門看護師としてその場に入ることから始めました。ナースステーションに出向き，そこにいる管理者や看護師から状況を教えてもらったり，「これから患者さんの対応で病室に入ることもあるので，病棟への入り方を教えてもらってもよいですか」とお願いして病棟に入り，「物品がもったいないから，中でやれることはやってみます」と，患者の部屋移動や掃除，入院してくる患者のベッド作りを看護師たちと一緒に行いました。

同じ体験をすることで，少しは病棟の看護師の負担を実感することができるのではないかと考えたからです。このような行動によって現場のスタッフと一体感を高めることができるのは，ピアサポートの大きな長所と

いえます。

　病院で行われる対策会議後や週末には，COVID-19受け入れ病棟の体制が変わることが多く，そのタイミングに合わせて病棟に行き，体制変化に対する思いを聴いたり，それに伴う病棟の準備などを手伝ったりもしました。何かあれば実際に病棟内に入る看護師であり，病棟内の大変さを少しは理解している存在として，さまざまな思いを話してもらえたのではないかと考えます。

　ところで，COVID-19で入院してくる患者のなかには，精神の問題を抱えた人もいました。そのときは，患者の精神症状が制限のある病棟治療にどう影響を及ぼすか，患者の今までの生活を詳しく聞きながら，病棟でのケアの在り方を検討しました。不安発作を起こす患者の場合，発作を起こすきっかけはどのような場面か，明確なものがあるのかどうか確認しました。一方で，幻聴や妄想といった精神症状が出現した際には，無理に症状除去を目指さず，柔軟に対応するよう看護師に助言をしました。患者に入院治療を継続してもらえるよう，患者の負担を少なくする環境を作り，結果として看護師の負担軽減を図りました。

(2)　機能が変化した病棟の看護管理者への関わり

　COVID-19の感染拡大への対応として，新たな受け入れ病棟を準備し，人員を確保するために他の一般病棟を閉鎖し，病棟の再編成が行われた病院が多くありました。新たな感染症患者受け入れ病棟や，閉鎖された病棟の看護管理者も，さまざまな思いを抱えながら看護師たちのサポートを行っていました。

　病棟は看護部の目標に合わせて，その病棟が担うべき目標を設定し，チームで看護を行います。チームの目標を立てて看護をすることで凝集性が高まり，質の高い看護を提供することがでます。しかし，自分の病棟が感染症病棟に変わったり，病棟が閉鎖され自分たちが看護すべき患者がいなくなると感じる状況は，看護師のモチベーションを低下させ，今までの凝集性が維持できなくなります。また看護師たちは自分の部署への帰属感が少

なくなり不安定な感覚になるため，その看護師たちを支える看護管理者の負担は大きくなります。

　振り返ってみれば，東日本大震災のときも，福島県立医科大学附属病院では避難が必要になった地域の病院から患者を受け入れ，その人員確保のために病棟再編成が行われていました。閉鎖された病棟の看護管理者は，部下の看護師が違う場所で違う人たちと働くことによる疲弊を見て，心を痛めていました。そして，津波被災で多くの患者を転院させた，あるいは規模を縮小した精神科病院でも同様の状況に陥り，士気などに大きな影響があったとういう報告があります[1]。

　このことから，閉鎖された病棟の看護管理者には，看護師たちが戻ってくる"場"があるという保証が大事だと伝えました。そして，自分の部署に戻ってきた看護師には今までどおり仕事の状況を聞いたり，ねぎらいの言葉をかけたりしてほしいことを伝えました。一方，それを受け止める管理者の思いや，組織と看護師たちの間で感じる葛藤については，充分に聴く時間を確保しました。

　実際に看護管理者は，昼や夕方に戻ってきた看護師たちにねぎらいの言葉をかけ，集まる時間を作り，情報共有や思いを表出する場を作っていました。

(3)　語りの"場"作り

　看護師は COVID-19に対する不安や仕事量の増大，働く場の変化など多くのストレスを感じながら仕事を続けています。

　「語ること（ミーティング）」はストレス軽減に役立つと言われており，不満や愚痴を誰かに話したり，感情を素直に表出したりすることで，なんとかなるだろうと思えたり，自分にとっての意味を見出す可能性もあります（表7-1[1] 参照）。また，ものごとを良いように解釈しようとしたり，否定的な感情をコントロールすることにつながります。被災した精神科病院でも，ミーティングが職員の気持ちを表出する場になっていたり，看護師たちも時間を決め，「看護師のメンテナンス」と称して自分たち自身で

表7-1　ミーティングを開催する際の一例

① 管理者（上司）とミーティングの日時・目的を設定します（部署のスタッフができるだけ多く参加できるように，場合によっては複数回に分けて計画する）。
② ミーティングの目的を全員で確認します。例えば，「スタッフが日々抱えている不安や組織・部署への不満などを自由に発言する」などです。
③ 管理者（上司）がいることでスタッフが自由に発言できない場合には，スタッフにとって比較的利害関係の少ない人（精神看護CNS・臨床心理士などの人的資源）にミーティングに同席してもらうように調整します。
④ 語られた内容から，組織として全体で対応できそうなこと，スタッフの不安について個別対応したほうが良いことなどについて，意見交換をします。
⑤ その場に参加している人を責めたり，批判したりしないことが鉄則です。

（一般社団法人日本専門看護師協議会，2020）

バーンアウト[*1]しないような取り組みをしており，さまざまな感情をお互いに受け止める安全な場を作ることを行っていました[2]。

　しかし，今回の COVID-19 受け入れの現場では，次々と入院してくる患者の対応で，勤務時間を過ぎても仕事が終わらず，人が集まることを制限していた状況から，「語らい（ミーティング）」の場を作るが難しかった時期もありました。

　さて，感染の波が過ぎたころ，看護師たちは慣れない環境での看護を振り返り，隔離された環境に入院している患者の倫理的課題への対応や，精神的ケアについて考えていきたいと，勉強会の希望が出てきました。そこで，病棟の勉強会担当者と相談をして，患者の話の聴き方のロールプレイを入れた勉強会を開催することにしました。そこには，ファシリテーション能力の高い複数の認定看護師にも参加してもらいました。病棟の状況を

[*1]　第1章の脚注[*2]（5頁）を参照。

知り，サポートしてくれる人が他にもいる，という感覚を持ってもらいたいという思いがあったからです。

　ロールプレイとフードバックを終えた後，看護師たちは「こんな患者さんがいて……」と，ケースやその対応についての話を始めたり，「周囲の人からこんな対応を受けて，こんな思いをしていたのですよ……」と，体験やそのときの思いを語ったりもしていました。それを聞いた認定看護師たちも，それぞれの思いを語り，頑張っていた病棟の看護師たちの対応を保証し，ねぎらいの言葉をかけていました。

　その後は，ケースカンファランスや**倫理カンファランス**[*2]に一緒に参加しながら，看護師たちの語りを促していきました。また，患者が少なくなった時期に病棟にうかがい，ねぎらいの言葉をかけつつ，今回の出来事を語ってもらうよう促したりもしました。そしてそれらの病棟では，短時間でも日々の振り返りの時間を作るなどして，思いを表現する場を作っていました。

3．院内感染が発生した組織への看護師による外部支援

　福島県では，クラスターが発生した医療機関や介護施設への支援として，県の対策本部のもとに，感染制御チームと**災害派遣医療チーム**（Disaster Medical Assistance Team：**DMAT**[*3]），こころのケアチームが関わっています。

　私は，精神看護専門看護師の活動や，東日本大震災の福島県立医科大学こころのケアチーム，熊本地震の**災害派遣精神医療チーム**（Disaster Psychiatric Assistance Team：**DPAT**[*4]）での経験をもとに，福島県

＊2　主として看護師が，看護を行ううえで守るべき道徳や規範について，チーム内で共有したり討議したりする場。終末期医療や移植医療などでは特に重視される。通常のケースカンファランスと違い，患者の意思・希望，あるいは生活の質（QOL），幸福感（well-being）などを重視して行う。
＊3　第2章の脚注＊1（17頁）を参照。

のチームの一員として，あるいは精神看護専門看護師として，複数の施設に外部支援者として関わることになりました。

(1) 脅かすことなく"場"に入る

　クラスターが発生した組織へのメンタルヘルス支援も，状況を把握するためにその場に入ることから始まります。現地のスタッフに負担をかけないように，対策本部などに掲示されているものから，その組織がどのような経過をたどっているのかを読み取るようにします。また，感染対策に関わる職種の管理者から状況をうかがい，一般的な経過とその組織の経過を比較し，どのような支援が行われ，何が不足しているのか，それを担う資源はその組織にあるのかなどを確認していきます。

　そして，そこにいるスタッフに自己紹介をして，どのような人が関与しているのかを把握しつつ，その場で活動している人にねぎらいの言葉をかけたり，体調をうかがったりしながら，支援できることを一緒に考えていきたいと伝えていきます。

　外部支援に対して，どのような人が来て何をしてくれるのか，何を指摘されるのか，現場のスタッフも不安な状況です。現場のスタッフを脅かさずに場に入ること，安心して話せる雰囲気づくりが重要になります。

(2) "場"のアセスメントと関わりの始まり

　組織の状況をアセスメントしながら介入は始まります。メンタルヘルスの状況を確認すると，「スタッフの状況を聞き取ってもらっているけど，みんな大丈夫ですと言っていて，同じ職場の人には話しづらいこともあるのだと思います」と，管理者に伝わってこないこともあります。また，「看護師たちに声をかけることぐらいしかできなくて，何もサポートできていないのです。どうしていけばよいのか」と，無力感を伝えてくる管理者もいます。

＊4　第2章の脚注＊2（17頁）を参照。

それに対して，「スタッフにとって，気にかけて声をかけてくれる存在は，とてもありがたいものだと思います。そして，普段声をかけている人だからこそ，変化がキャッチできるのだと思います」と，普段行っていることの継続が重要であると伝えます。そのうえで，これからやっていただきたいこと，外部支援者ができることを提案していきます。

　大変な状況のなかで必死に行ってきた対応に，いきなり「他ではこのようなことをやっているので，このようにしてください」と指導から入ると，今までの対応がすべて否定された感覚に陥る可能性があります。頑張ってきた人は足場を払われた感覚になり，次の行動への踏み出しが大変になります。今までやってきたことへの保証はとても重要です。

　対策本部などに入り，そこのスタッフの動きを見ながら，疲労が蓄積している人にはタイミングをみて声をかけるようにします。管理者であっても，感染対策本部のメンバーであっても，組織とスタッフの間でジレンマを感じている人が多いものです。

　さまざまなジレンマを語り出したときには，その流れのなかで，さまざまな思いを表出するように促したり，「お時間があるときに，もう少しお話を聞かせてもらってもよいですか」と都合を聞き，話を聴く時間を作ります。その人が「話をすることで少しすっきりした」「外部の人だから言えることもあるし」などと少しでも感じられれば，他のスタッフにも語ることの効果を伝えてもらえる可能性があるので，初期の介入は重要になります。

(3)　働き続ける人の語りの "場" 作り

　クラスターが発生した組織では，濃厚接触者など自宅待機をしなければならない人もおり，現場では人員不足となります。働き続ける職員は，自分も感染するのではないかという不安を抱えながら勤務を続けたり，他の部署にサポートに行かなければならなかったりなど，まったく別の役割を担うことになります。

　同じ職種あるいは同じ体験をしている人同士の「語り」を通して，お互

いにサポートし合える"場"作りも大切になります。開催にあたっては時間と場所を決め，あまり堅苦しくない言葉を使い，優しい印象のチラシを作り広報したりもします。

　語りの"場"には，管理者などに促されて来られる人，何をやっているのか半信半疑で来られる人，普段はメンタルの相談ができないから，このときに相談してみようと思って来られる人，何かアドバイスをもらいたくて来られる人，とさまざまな方が来られます。

　導入には，「話をすることはストレス軽減につながると言われています。不安や気がかりなことがあれば，一緒にお話ししていきたいと思います」と目的を伝え，語りを促します。話したいことがあれば語りはじめますし，何を話していいのか戸惑っている様子があれば，「このような状況になって，今まで緊張しながらお仕事されてきたのではないですか」と促すと，今までの経過や大変だったこと，自分の気がかり，他の施設はどんな経過を追っていくのだろうという心配などを語りはじめます。

　気がかりなことを語り合うなかで，他の人も同じような不安を抱えていたのだと知り，気持ちが軽くなったり，そのことを話してもよいのだという安心感につながると考えます。

(4)　復職者の語りの"場"作り

　自宅待機者や療養生活者が職場復帰するときには，さまざまな不安を抱えながら復帰してくる人が多いです。混乱した状況で管理者からの情報提供がうまく伝わらない時期があり，組織の状況がわからず，孤独を感じながら過ごしていた人も多いです。また，仕事に行けないため，他のスタッフに迷惑をかけているのではないか，他のスタッフはどのように感じているのだろうかと，心配しながらの復帰する人もいます。

　多くの施設では，復職時に心身状態のスクリーニングが実施されたり，病院管理者から今までの経過の説明を受ける時間を設けたりしています。その"場"を使って，同じ体験をした復職者がお互いに語ることができるように促すことも大切です。

「ご心配な状況が続いていたと思いますが，説明を受けてどうでしたか」と感想を聞いてみたり，「他の人はどんなふうに過ごされていましたか」と語りを促したりします。なかには同僚の心配をして，「働いていた人はどんな感じだったのですかね。申し訳ないなって思っていたのです」と話される人もいるので，「それを言葉に出してもよいと思います。『自宅待機していたとき，こんなことを考えて過ごしていました。大変な時期を頑張ってくれていたと思うので，その状況を是非教えてください』と伝えて現場の状況を教えてもらうことで，お互いの温度差が少なくなっていくのではないですか」と促すと，「今みんなと話していたら，話したくなっちゃった。働き続けていた人たちとの話し合いをやってみる」と，語ったことで得られた感覚を，所属でも実施してみたいと思ってくれる人もいました。

(5)　入院した医療職者への支援

医療従事者が COVID-19に罹患した場合，その施設が感染症受け入れ病院であれば，自分の施設に入院して治療を受ける場合もあります。看護師であれば，感染病棟での看護師の心身の負担を知っており，看護師に迷惑をかけないように，自分がつらいときでも我慢をしてしまい，遠慮がちになってしまいます。また，同じ組織の人には言えない思いを抱えている人もおり，外部からの支援は効果的な場合もあります。

看護師は，自分が COVID-19に罹患し仕事を休むために他のスタッフにかかる負担，病院のイメージが落ちてしまうのではという心配や，早く治って仕事に戻らなければという焦りから，患者になりきれず看護師としての立場で話をすることが少なくありません。そのようなときには，「○○さんは，看護師という立場だけでなく，病気を治すために入院している○○さんという立場や，家族にとっては母や娘という立場もあるのですから，無理して看護師をし続けなくてもよいですよ」などと声をかけ，ご自身の思いを表出してもらうための働きかけを意図的に行います。

(6)　支援の終結とフォローアップ

　混乱の時期が過ぎ，感染者の発生も落ち着き，ある程度病院再開の見通しが立つ頃には，その組織で継続可能なメンタルサポート体制に移行していきます。そして，院内感染が収まり，組織が安全宣言を出して通常業務になってきた頃には，フォローアップのために電話や訪問をします。大変な時期を一緒に活動した者として，その頃の出来事を振り返ったり，その後の経過をうかがいながら，課題がある場合はその相談に応じたりもします。

4．おわりに

　看護師がピアとして行う看護師へのサポートは，個々人の心理的支援だけでなく，COVID-19に携わる看護師たちが，今まで行えていた看護役割を再認識し，状況が違っても，自分が大切にしている看護が実施できている感覚が持てるように，すなわち自己効力感が回復するよう支援することだと考えています。

　そして，組織に大事にされていると感じながら自分の部署への帰属感を持ち，個々の実力と集団としての力が発揮できるようになればよいと考えます。

◎本章のポイント◎

1. 看護師の働く病棟に対する帰属感を意識した支援を考える。
2. 安全な語りの"場"を作る。自由に語り，お互いにサポートし合えるようにファシリテートする。
3. サイコロジカル・ファーストエイド（psychological first aid：PFA)のスタンス(準備する・見る・聴く・つなぐ)で"場"に入る。外部支援者は安心して話せる雰囲気づくりを心掛ける。
4. 今まで頑張ってきたことを保証して，足場は払わない。組織の資源をベースに，できる手立てを考える。

【引用文献】
1）一般社団法人日本専門看護師協議会（2020）新型コロナウイルス感染に関するメンタルヘルスの情報～看護職に起こりやすいストレス反応や対応 Ver. 1 ～ . [http://jpncns.org/COVID-19/idx01.html]（2021/8/8アクセス）
2）Nakayama, Y., Kato, I., & Ohkawa, T. (2019) Sustaining power of nurses in a damaged hospital during the Great East Japan Earthquake. *Journal of Nursing Scholarship*, **51**（3）, 271–280. [DOI: 10.1111/jnu.12482]

【参考文献】
近澤範子（1988）看護師の Burnout に関する要因分析――ストレス認知，コーピングおよび Burnout の関係．看護研究, **21**（2）, 157-173. [DOI: https://doi.org/10.11477/mf.1681200965]

桐山敬一郎（2020）新型コロナウイルスがもたらす不安と葛藤――看護職者へのメンタルヘルス支援（1）．精神科看護, **47**（7）, 10-15.

前田正治・瀬藤乃吏子（2021）医療従事者を襲うメンタルヘルスの危機――新型コロナウイルス感染症対策の現場から．モダンメディア, **67**（4）, 153-158. [https://www.eiken.co.jp/uploads/modern_media/literature/P1-6_2.pdf]

日本精神保健看護学会（2020）COVID-19の対応に従事する医療者を組織外から支援する人のための相談支援ガイドライン．[https://www.japmhn.jp/doc/remotePFAguide.pdf]（2021/8/8アクセス）

日本赤十字社（2020）新型コロナウイルス感染症（COVID-19）に対応する職員のためのサポートガイド．[https://www.jrc.or.jp/saigai/news/200330_006139.html]（2021/8/8アクセス）

野末聖香編（2004）リエゾン精神看護――患者ケアとナース支援のために.医歯薬出版

第8章

受援側の気持ちと課題

[岡田乃利子]

1. 禍はいつも突然

(1) コロナ陽性患者の発生

　2月X日。それは，ある日曜日の夕方にかかってきた一本の電話から始まりました。「Y病棟でコロナ陽性の患者が出ました。過去2週間，Y病棟に出入りした職員がいたら，至急PCR検査を受けに来るようにしてください！」。とうとう来たか……と，冷静に考えると同時に，恐怖がこみ上げてきました。ちょうど1週間ほど前に，Y病棟で認知症の検査をしていたことを思い出したからです。

　あのとき，私は当然マスクをしていました。「でも，あの患者さん，マスクしてたっけ？」。認知症の患者さんがマスクをしていたかどうか，記憶を手繰り寄せようとしましたが，どうにも思い出せません。しかも，患者さんは難聴だったため，私は彼女の耳元で話しかけていたのです。もし，あの患者さんが陽性だったらどうしよう……。PCR検査を受けるのは初めてです。もし陽性だったらしばらく家には帰れない。不安なことばかり，あとからあとから心に浮かんできます。

　「落ち着こう」と心に言い聞かせながら，私は部下に電話で事の次第を説明しました。幸い彼女は，過去2週間Y病棟に出入りしていませんでしたが，電話の向こうからは緊張感が伝わってきました。そして，私は動揺している家族に「帰りはいつになるかわからない」と告げ，病院へ向か

いました。いつものことながら，自分の詰めの甘さと危機意識の低さを悔やみながら。

(2) 当院の概要と心理師の業務

　私はある地方都市の総合病院で，公認心理師として勤務しています。当院は，病床数約1,000床，職員数約1,500名，**三次救急**[*1]も受け入れるなど，地域医療の中核的な役割を担っています。当院では公認心理師 2 名で業務に携わっています。主な業務は，小児の発達検査，高齢患者の認知機能検査，高次脳機能検査といった心理評価と，不登校や適応障害などに対する心理療法です。その他，認知症ケアチーム，緩和ケアチームのメンバーとして活動しています。

　これだけの業務を 2 名でこなすのは大変ではありますが，ほぼ完全予約ということもあり，自分のペースで仕事ができていました。もちろん，当院が陽性者病棟を稼働させているのは承知していました。しかし，陽性の患者さんと業務で会うことはなく，正直自分は安全な場所にいると思っていました。Y病棟の陽性患者が報告されたことで，それが根拠のない思い込みであったことを私は思い知らされました。

(3) 発生初日

　病院の発熱外来に着くと，驚くほど大勢の職員がPCR検査を受けに来ていました。皆一様に無言で硬い表情です。不安や緊張が張り詰めていました。検査はあっけないほど簡単に終わり，自宅で待つよう指示されました。帰宅後は家族と別室で過ごし，結果を待ちました。落ち着かない，長い夜でした。幸いにも結果は陰性でした。しかし私たちにとって，本当の長い夜はこれからだったのです。

---

　*1　一次救急とは，基本的に外来対応のみですむ軽症例の救急治療。一方，二次救急とは，入院が必要となるような重症例の救急治療で，24時間対応が求められる。二次救急医療機関でも対応が難しい重症例に対しては，三次救急医療機関が対応する。

2. 自治体による支援の開始

(1) 感染者の増加

　スクリーニング検査でY病棟の患者，職員の陽性が新たに確認され，濃厚接触者として自宅待機となった職員は数十名に上りました。それに伴い，職員の配置換えも行われました。病院は直ちに院内コロナ対策本部を設置し，対策に乗り出しました。しかしその翌日（X+1日）からも陽性患者は増えていきました。最初の陽性患者が確認されてから3日後（X+3日），県，市からの支援が開始されました。

　その後Y病棟だけでなく，複数の病棟の患者や職員の陽性が確認されはじめました。医師や看護師だけでなく，リハビリなどさまざまな職員が感染していったのです。1つの病棟で陽性者が出ると，多くの職員が濃厚接触者となり業務から離脱，別の病棟から看護師が次々応援に送られました。病院はDMAT[*2]の追加支援を要請しました。

(2) 病院機能の停止

　1週間後（X+7日），とうとう新規入院停止，外来停止，透析や手術も停止される事態となりました。さらに，その約1週間後には，地域になくてはならない三次救急も停止となってしまいました。地域の中核病院として，ここだけはと継続してきた三次救急の停止。地域医療への影響はもちろん，当院にとっても大きな大きな衝撃でした。

　発熱外来で検体を扱う検査技師の業務量も尋常ではなく，技師たちは疲労困憊の極みとなりました。最前線で職務を担っていた職員のなかには，精神面で不調をきたす人も現われました。

　看護部のあるリーダーは，「終わりが見えない状況のなかで，自分が何

＊2　第2章の脚注＊1（17頁）を参照。

をするべきか見失っていた。つらかった」と，当時の心境を語っています。この言葉は，管理職でさえもが混乱し，衝撃が強かったことを物語っています。

　一方，現場の病棟看護師は，「担当していた患者からも毎日陽性者が出ていたため，自分もいつ罹患するか不安だった」「同じ病棟の職員が濃厚接触者となり，毎日出勤者が少なくなっていったことが不安だった」と話してくれました。彼女は，たび重なる病棟再編により，5回も勤務する病棟が変わったそうです。病棟が変われば業務内容も当然変わり，その変化に対応するストレスは大変なものです。

　また，彼女は，家族に感染させてしまうのではないかといった不安はもちろんのこと，家族の職場にも迷惑がかかるかもしれないと，毎日そればかり考えていたそうです。家族に感染させないために，家に帰らずに働いていた職員も大勢いました。

　管理職，一般職すべての職員が，いつ終わるともしれないコロナウイルスとの闘いを強いられていました。

3．若手医師による新しい対策本部の立ち上げ

　病院では毎日，対策本部会議が開かれ，各所属長に対して現状報告や今後の方針などが提示されました。1名の陽性患者が確認されてからわずかな間で，陽性者は数十名にもなっていました。刻々と変化する状況に重要な情報がスムーズに流れていかず，本部には混乱も見てとれました。そのような状況のなか，若手の医師たちが中心となって自主的に事務局を立ち上げました。本部に，実働部隊となる事務局が加わった新体制となったのです。

　まずは，知りたい情報を誰もが見られるように，そして知ってほしい情報を書き込めるようにという目的で，「情報共有カルテ」が開設されました。これは，職員なら誰でも現状を知ることができるという点で，画期的なアイディアでした。若手医師のなかでも中心的な役割を担ったA医師は，

当時の心境を次のように振り返っています。「とにかく，自分にできることを全力でやり切ろうと思っていました。私の周囲には，少しでも患者さんや病院に良いことをしようと，目標を共有する方々が自主的に集まってくださいました。そのようなメンバーは心強かったです」。

A医師の言うとおり，対策本部事務局はいつも熱気にあふれていました。ときには不平不満も飛び出しますが，多くは建設的で，自由に意見が言える雰囲気が漂っていました。所属や職種を超えて，県や市の方々も一緒に，この状況をみんなで良くしようという健康的な機運が感じられ，私は事務局の会議がとても好きでした。

4．心理師による支援の開始

(1)　「こころのサポートチーム（ここサポ）」誕生

この頃，私たち心理師は，予約されていた患者さんへのキャンセルの連絡に追われていました。患者さんたちは，すでにマスコミ報道で事情を理解されている方も多く，「先生は大丈夫ですか？　頑張ってください」と温かい言葉をいただきました。私たちは，病院の状況が落ち着いたらまた連絡することをお約束し，感謝しながら電話を終えました。

しかし，外来停止となった今，電話対応以外は業務がなくなってしまいました。仕事に来ているのに仕事がないのもまた，ストレスを感じるものです。心理師として，病院のこのピンチを乗り切るため何ができるか，考えなければなりません。

そこで，「情報共有カルテ」に，心理師から職員に向けてメッセージを掲載することにしました。これは，福島県立医科大学の前田先生らが翻訳した，国連の機関間常設委員会（IASC）による「新型コロナウイルス流行時のこころのケア[1]」を参考にしました。現状，ストレスを感じるのは当たり前であなたが弱いわけではないということ，家族や友人と連絡を取り合ってほしいこと，どうにもならないと思ったときは，上司に相談する

ことなどを，なるべくわかりやすい表現で書き込みました。

　また，対策本部事務局とも相談し，「こころのサポートチーム（ここサポ）」
を立ち上げました。ここサポは，コロナ禍における職員のメンタルサポー

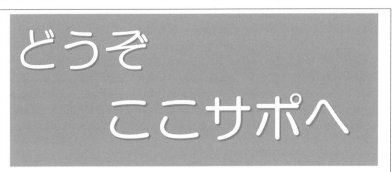

私たちが悪いんじゃない。悪いのはコロナです。

でも、コロナのせいでこころの不調に悩まされている職員の皆様

へ、当院心理士、福島医大の支援チームが気持ちを整えるお手伝い

をさせていただきます。<u>秘密は厳守します。</u>

<u>コロナに関する悩み、例えば・・</u>

・眠れない

・気分が沈む

・以前のように楽しめない

・お酒の量が増えた

・イライラする

・なんとなく体調がすぐれない

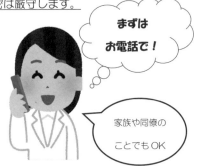

まずは
お電話で！

家族や同僚の
ことでも OK

【連絡先】
ここサポ（こころのサポートチーム）
●●●－●●●●－●●●●
　　受付時間：8：30〜17：00（土曜日　8：30〜12：30）

図8-1　ここサポ PR ポスター

トを目的に，対策本部の組織として活動することになりました。専用の電話も設置され，職員は悩みや不安を電話で相談することができます。ここサポについての案内も「情報共有カルテ」に掲載しました。ポスター（図

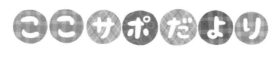

Vol.1

　職員の皆様、お疲れ様です。大変な状況が続いておりますが、息抜きの時間や、肩の力を抜く時間を取ることはできていますか？こころのサポートチーム（ここサポ）より、ほんの少しの時間でもリラックスできるような方法を、不定期に発信していきたいと思います。
　第1回目は、"呼吸法"についてご紹介します。

○呼吸法とは？
　呼吸法は、腹式呼吸を用いて心と身体の緊張を和らげるストレス対処法です。ゆっくりした呼吸は、不安の軽減、リラックス効果があります。また、吐く息を長くすることで、怒りや時間の切迫感、焦燥感の改善が期待できます。

○呼吸法の姿勢
　1.　椅子に深く腰掛けます。
　2.　背もたれに背中をつけ、背筋を伸ばします。
　3.　肩や腰など、関節の力を抜いて足裏の全体を床につけます。
　4.　手は軽く太ももに乗せるか、横にだらんと下ろします。

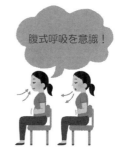

腹式呼吸を意識！

○呼吸法のやり方
　1.　心の中で「1,2,3,4」と、4まで数えながら息を吸います。
　2.　「5」で息を止めます。
　3.　「6,7,8,9,10」と数えながらゆっくり息を吐きます。

1～2分繰り返し、力が抜けてリラックスしていく感覚を味わいましょう🦋

　　リラックスすると意識のレベルが下がることがあります。
　　解除動作をしっかり行ってから終わりましょう！

　　　1.　大きく深呼吸
　　　2.　強くこぶしを握ってパッと開く動作を2回
　　　3.　腕の曲げ伸ばしを2回
　　　4.　伸びをして、首を軽く左右に回す

出典：www.counselorweb.jp/article/breathing.html
　　　https://www.armg.jp/journal/125-2/

図8-2　ここサポだより

8 - 1) や「ここサポだより」(図 8 - 2) も作成し，各所属に配布しました。

(2)　職員の相談内容

　実際の相談内容を詳細にご紹介することはできませんが，自宅待機中の不安，家族との関係，周囲からの差別，業務の過酷さ，不満といったことが多く聞かれました。私たちはその声に，ときにはただただ耳を傾け，ときには具体的な提案をしました。たとえば体調不良の訴えに対しては，当院のコロナ相談窓口へ問い合わせるよう勧めたり，精神面でつらそうな職員は，後に医大支援チームにつないだりしました。

　当時，当院の職員は，クラスターを出したという理由で，体調が悪くても近隣のクリニックを受診することができませんでした。自分の病院が外来を停止しているなか，いったいどうすればよいのでしょう。

　差別は他にもありました。タクシーに乗るのを断られたり，子どもが保育所で隔離されたりすることも，実際にあったそうです。私たち心理師は，それら理不尽な差別の訴えに対して，一緒に憤りの気持ちを感じることしかできませんでした。後にわかったのですが，コロナ差別に悩んだときは，法務省の人権相談窓口に相談することもできるそうです。その知識があれば，情報として伝えることができたのにと反省しています。

　また，自分とは会いたくないだろうからと，友人と連絡を取らなかったという職員もいました。電話相談してきた人だけでなく，当時は全職員が何らかの差別に悩んでいたのではないでしょうか。

▌ 5．外部支援チームによる支援の開始

(1)　こころの支援チーム登場

　最初の陽性者確認から12日目（X+12日）。福島県立医科大学災害こころの医学講座の前田教授を中心とする，こころの支援チームによる支援が開始されました。ここサポは，支援チームと共同で，職員のメンタルケアを

行うこととなったのです。チームは週に2～3回来院してくださるとのことでした。

　支援初日は，前田先生と心理師の瀬藤先生，佐藤先生が来院されました。その日私たちは，初めて先生方を迎え入れる緊張でいっぱいでした。外部支援は私たちにとってもちろんありがたいことでしたが，不安でもありました。支援チームと私たちがどう関わって，どう動けばいいのか見当がつかなかったからです。

　しかし，そんな心配はいりませんでした。前田先生はじめ心理師の先生方はみなさん優しくて気さくで，私たちの緊張に共感してくださいました。そして，彼らは休む間もなく院長や産業医らと次々に面談し，現在の当院の状況を把握していきました。

　あっという間に，前田先生の講話が2回実施されることが決まりました。コロナ禍でのストレスとメンタルケアについて，まずは職員全体への心理教育です。私は，そのスピーディな動きに感嘆するとともに，当院に今起きていることはまさに大災害であり，一刻も早いこころのケアが重要なのだと実感しました。

(2)　こころの支援チームによる心理教育

　早速翌日，前田先生による講話「新型コロナ感染症とメンタルヘルスケア」が行われました。コロナウイルスが医療従事者に与えるダメージを，中国武漢での研究報告などを交えてわかりやすく解説し，休息や趣味などの気分転換を意識的に行いセルフケアすること，そして自分自身をほめることを勧めてくださいました。2回目の講話は，もっと多くの職員が参加しやすいようにという要望に応え，夜に行われました。前田先生は，そのような無理なお願いも快くお引き受けくださいました。実際，先生は非常にエネルギーにあふれ，夜も昼も意に介さないご様子でした。

(3)　ICT（感染制御チーム）への支援

　また，瀬藤先生は，　ICT（感染制御チーム）[*3]のメンバーのBさんと

面接してくださいました。ICT は本来，インフルエンザやノロウイルスなどの院内感染対策を担うチームですが，特にコロナウイルスが流行しはじめてからは，昼夜を問わず活動してきました。この院内感染をなんとか収束させようと，彼らがよりいっそう自己犠牲的に身を粉にして働いているのは，容易に想像がつきました。

瀬藤先生は，B さんの心情や疲労などを心配されていました。後には，前田先生も何度も B さんと面談され，休息を勧めておられました。病院中がいつの間にか，彼らを追い詰めるほど頼りにしすぎていたのだと思います。

B さんは後に，「支援チームに声をかけてもらったことは安心につながりましたが，クラスターの時期のことはよく覚えていなかったりもします」とコメントしています。この言葉で私は，ICT の人たちが今回の院内感染でこころに抱えたものの大きさや重さを痛感しました。

6．復帰プログラム開始

同じ頃，私は別の仕事に取り掛かっていました。Y 病棟で最初に陽性患者が確認され，多くのスタッフが濃厚接触者となってから 2 週間が経とうとしていました。自宅待機していた彼らの職場復帰にあたり，復帰プログラムが実施されることになりました。内容は，①心理師による「元気に復職するために」と題した講義，② ICT による **Full PPE（個人防護具）**[*4] についての実技研修です。

濃厚接触者は 2 週間もの間，自宅で感染の不安や恐怖とともに過ごさなければなりません。ある職員は自宅の一室に自主隔離し，トイレとシャワー以外はそこからまったく出ませんでした。「ご飯も上げ膳据え膳！」と彼女は明るく言っていましたが，その間の孤独感や不安感が私には想像でき

＊3　第2章の脚注＊3（18頁）を参照。
＊4　第1章の脚注＊4（7頁）を参照。

ました。私自身，初めて PCR 検査を受けた日の夜の長さ。たった数時間でもつらかったのに，これが 2 週間ともなれば，そのストレスがいかに大変なものか。やはり，濃厚接触者や陽性者への心理的支援は必須なのです。

(1) 講義資料作りとその内容

　私は，医大の瀬藤先生，佐藤先生からアドバイスをいただきながらなんとかスライドを作りました。瀬藤先生は，軽症コロナ患者への支援を行っておられました。そのときに有効だったという呼吸法を取り入れてみることにしました。佐藤先生からは，睡眠を中心とする生活リズムの整え方についてのヒントをいただきました。長期間の自宅待機では生活リズムが乱れがちになるので，そこへのアプローチが必要です。また，心身の状態をチェックするためにストレスチェックも配布し自分でつけてもらうことにしました。これは， PHQ-9（Patient Health Questionnaire-9）を使用しました。

(2) 濃厚接触者への復帰プログラム

　こうして， X+16日目，第 1 回目の濃厚接触者に対する復帰プログラムが開かれました。会場は静まり返っており，私語をする人はいませんでした。うつむき加減の人も多く見られました。参加者は47名。これだけの職員が病棟から一気に抜けたのです。休んでいた職員もつらかったのはもちろんですが，残って業務に携わった職員や応援に入った職員の大変さもまた感じました。「お疲れ様。戻ってきてくれてありがとう。またよろしくお願いします」そんな気持ちで講話を行いました。

　濃厚接触者の復帰プログラムは， 3 月だけで12回開催され，受講者は300名を超えました。まだまだ陽性者が出ている状況のなか，濃厚接触者の復帰は心強い限りでした。

(3) 陽性者への復帰プログラム

　3 月半ばには，陽性者の復帰プログラムが開始されました。内容として

元気に復職するためのポイント

1. 復帰後の症状の遷延

　新型コロナウイルス感染症の特徴として、感染症自体は回復しても、以下のような症状の遷延（いわゆる後遺症）がよく認められることが指摘されています。

□ 味覚障害	□ 関節痛	□ めまい
□ 嗅覚障害	□ 集中力低下	□ 咳
□ 倦怠感	□ 記憶障害	□ 鼻の違和感
□ 微熱	□ 睡眠の問題	□ 声のかすれ
□ 呼吸困難感	□ 食欲不振	□ 舌や唇のしびれ
□ 頭痛	□ 下痢	□ 体力低下
□ 胸痛	□ 脱毛	□ 筋力低下
□ 咽頭痛	□ 目の充血	

　このような症状の実態はよくわかっていませんが、感染力があるのは発症後10日間程度と考えられており、後遺症があっても他の人に感染させることはありません。そのため、ウイルスが排除され感染症として治癒したあとも、上記の症状をチェックすることを心がけましょう。また、これらの症状が長引くようてあれば、上司やこころのサポートチームにいつても相談するようにしてください。

2. 申し訳ないという気持ちへの対処

　休職中は、チームの皆に迷惑をかけた、あるいは家族に迷惑をかけたという気持ち、罪責感情が強く自分を苦しめる場合があります。またこうした罪責感から無理をして、あるいは焦って仕事をする場合も少なくありません。しかしながら過度な罪責感情は、ご自身のメンタルヘルスや、ひいては職務にも影響を与え、結果として仕事においてもマイナスとなってしまいます。現状では、新型コロナウイルス感染症のリスクをゼロにすることは不可能で、だれしもが感染してしまう可能性があります。過度に自分を責めず、焦ることなく仕事に取り組みましょう。

3. 睡眠を整えるためのポイント

　復職直後はからだやこころに疲れがたまりやすいものです。そのため、規則正しい十分な睡眠をとるように心がけましょう。「すっきり目覚め、起きているときに眠気を感じず、活発に活動できる」ことが目安です。睡眠時間を確保することで、日中の集中力を維持させ、ミスの予防にもつながります。もしどうしても不眠が続くならば医師に相談しましょう。

図 8 - 3　陽性となった職員の復帰プログラム資料

4. 気持ちを整えるためのポイント

新型コロナウイルス感染症により、以下のような気持ちの変化が生じ、復職後も続くことがあります。

> ☐ 感染症そのものや、周囲からの視線、今後の仕事への不安
> ☐ 慣れない仕事で（後遺症がなくても）疲れやすい
> ☐ 職場の人間関係でのストレス
> ☐ 陽性になる前に仕事をしていた時の状況や気持ちが鮮明によみがえる
> ☐ 家族や患者さん、同僚に対して申し訳ない気持ち（罪責感情）
> ☐ 突然患者さんや知っている方が亡くなったことのショック

現在は日常業務が激変している状況でもあるため、こうしたことを感じるのは、今の状況ではまったく当然のことです。当てはまることがある方は、「3. 睡眠を整えるためのポイント」や、「5. 復職後に心がけるポイント」を意識し、気持ちを話したい場合は信頼できる人に気持ちを話してみましょう。

5. 復職後に心がけるポイント

（ア）　自分ができる業務量・業務時間を少なめに見積もっておく
✓ 職場に戻ると、つい復職前の感覚を取り戻そうとして焦ってしまう場合があります。就労のリズムに慣れていないうちは、業務量と業務時間を少なめに見積もることを意識しましょう。

（イ）　自分の状態について上司や同僚に正しく理解してもらう
✓ いざ復職してみたら仕事や体調面で想像とは違っていた部分が出てくるはずです。そんなときにひとりで悩みを抱え込まずに、できるかぎり所属長や同僚に相談するようにしましょう。

（ウ）　休む時間をきちんと取る
✓ 復職直後は自分が思っている以上に疲労がたまりやすいものです。仕事が終わったらできるだけ早めに帰宅し、十分に休息をとるように心がけましょう。

（エ）　徐々に慣らしていくという意識を持つ
✓ 復職してすぐは負荷が掛かりやすいため、つらく感じることがあるかもしれません。しかし、その感覚は和らいでいきますので、徐々に慣らしていく意識を持つようにしましょう。

出典: https://kizuki.or.jp/kbc-column/depression-reinstate/ をもとに改訂

個別で相談したいときは、こころのサポートチームによる「ここサポ」にお気軽にご相談ください。

Tel: ●●●-●●●●-●●●●　　8:30〜17:00（土曜日は 8:30〜12:30）

図 8 - 3 の続き

は，濃厚接触者向けのものと重なる部分が多いのですが，それに後遺症についての項目を追加しました。

　陽性者にとって，後遺症は深刻な問題です。倦怠感，頭痛，味覚障害などの症状が持続することがあるのです。感染して10日以上経過すれば，他人に感染することはありません。しかし症状が残っていると，まだ治っていないと思われるのではないかと，つらさを我慢してしまう人が多いといいます。そのため，陽性者の復帰プログラムでは，後遺症についての心理教育を行い，体調がすぐれないときは無理をせずに上長に相談することを勧めました（図8-3）。

　陽性者向け復帰プログラムは，3～6月にわたり13回行われ，70名が受講しました。

(4)　濃厚接触者・陽性者へのストレスチェック

　ストレスチェックについては，プログラム開始当初は自分でつけてもらうセルフチェック方式でしたが，途中から二次元バーコードを読み取ってアンケートにアクセスし，WEBフォームに入力してもらう方式に変わりました。こうしてストレスチェックの結果で，ストレス度が高いハイリスク者と判定された人は，医大の支援チームとの面接につなぐことができるようになりました（図8-4）。

7．こころの支援チームによる遠隔心理支援の開始

　復帰プログラムのストレスチェックで，ストレス度が高かった職員の個別面接が開始されることになりました。

(1)　リモート面接の準備

　まず心理室にパソコンが整備されました。いつもの面接室が様変わりして，さすがに違和感は否めません。しかし，リモートで医大支援チームの先生方と面接ができるのです。面接だけでなく，先生方と私たちとのミー

心と体の健康アンケート実施のお願い

この度は、新型コロナウイルス感染症による療養または自宅待機、お疲れ様でした。
太田西ノ内病院では、まだ新型コロナウイルス感染症拡大が続いており、皆様の中には、
復帰に伴い、不安を感じられる方も多いかと思います。

このアンケートは、あなたの心と体の健康状態を確認するものです。ご自身の健康を保ち
ながら職場復帰していただくお手伝いのために、用意しました。ご回答にご協力いただけま
すと幸いです。

あなたのアンケートの結果は、太田西ノ内病院職員メンタルヘルスチームでのみ確認し、
チーム外のスタッフに無断で公開することはありません。

アンケートにご回答いただける際には、
ご自身のスマートフォン等で、下記の二次元バーコード、
もしくは URL からアンケートページにアクセスをお願いします。

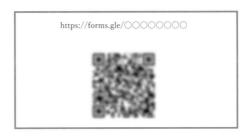

https://forms.gle/○○○○○○○○○

太田西ノ内病院職員メンタルヘルスチーム
000-0000-0000

図 8 - 4　復帰プログラムで使用したストレスチェック案内

ティングも可能になりました。

(2)　面接対象者の選定と科長との面談

　復帰プログラムのストレスチェックを分析した結果，最前線でコロナウ
イルスに対応していたＣ病棟と検体検査科の職員が，特にストレス度が高
いことがわかりました。

　Ｃ病棟は，科長，医師を中心とした非常にまとまりの強い，優秀で誇り
高きチームです。しかし，今回の院内感染は，彼らにも非常に強いショッ
クを与えたといっても過言ではないでしょう。科長は，自分の病棟の職員
から陽性者が出てしまったことについて，強い自責の念を抱いていました。
「管理が十分できていなかった。職員が重症化したらどうしようと不安で
仕方がなかった」。責任感の強い彼女は，これまで絶対に自分の部下を守
るという信念のもとに仕事をしてきました。それが崩されたときの無念，
つらさや怒りは計り知れません。

　前田先生は，科長との面談で病棟スタッフのストレス度について解説し，
全員面接を勧めました。科長はすぐに承諾し，さらに部下の定期的な心理
サポートを希望しました。管理職として，部下の健康を継続的に守り続け
たいという決意が感じられました。支援チームの介入について，彼女は後
に「自分の精神状況を客観的に判断し，アドバイスをもらえたことが力に
なった」と話してくれました。彼女は前田先生と何度か面談したなかで，
自分自身の気持ちも見つめ，整理できたのかもしれません。

(3)　リモート面接の開始

　４月初旬，Ｃ病棟職員のリモート面接が始まりました。竹林先生と佐藤
先生が担当してくださいました。私たちは，病棟と先生方の日程調整を担
当しました。

　職員は，自分の面接時間になると心理室にやってきます，早めに終了す
る人もいれば，時間いっぱい話していく人もいます。皆，帰り際に「面接
終わりました」と私たちに声をかけてくれるのですが，一様にすっきりし

た表情なのが印象的でした。「やっぱりプロは違いますね！」と言う人もいました。私も一応「プロ」なのですが，いったいどんな面接だったのだろうと興味を惹かれました。そして，きっと彼らには，話す時間と場所が必要だったのだろうと思えました。

　もうひとつのメリットとして，お互いが個室にいるため，マスクを取って対話することも可能であることが挙げられます。相手の表情を見ながら話をするのは，安心感にもつながるのではないでしょうか。先生方の手腕もさることながら，リモート面接の満足度は高いと感じました。

　全員面接が終了した後は，彼らに対して，前田先生から結果の総括をしていただきました。

8．こころの支援チームの活動終了，そして職員メンタルサポート導入へ

　C病棟職員の面接も順調に進んでいましたが，支援チームの活動終了のときも近づいてきていました。

　病院は再開に向けて，職員のための分科会や入院再開分科会など複数の分科会を立ち上げ，それぞれの立場から再開の準備を始めました。そして，4月半ばから三次救急が，5月初旬から外来診療がスタートしました。実に約2カ月ぶりの再開でした。こころの支援チームは，5月まで介入してくださることになっていました。その後職員のケアは，外部機関のストレスケアセンターに引き継がれることが決まりました。

　当院では，職員のためのメンタルケアシステムがありませんでした。相談室が開設されていた時代もあったのですが，何年も前に閉室となっていたのです。私は以前から，外部機関による職員のメンタルケアが必要だと考えていました。職場での悩みはもちろん，プライベートなことも第三者だからこそ話せるものです。さらに，今回契約されたストレスケアセンターでは，必要に応じて精神科医の診察を受けることもできるのです。これは，心理師としても，一職員としても，本当にうれしいことでした。

　C病棟の職員の定期面接は，ストレスケアセンターに引き継がれました。

その際，支援チームが面接で得た情報をストレスケアセンターと共有するために，各職員から同意書を提出してもらいました。また，復帰プログラムでストレス度が高かった検査技師の面接も，ストレスケアセンターで行うことになりました。

　それに先立ち，再度技師全員にストレスチェックを行ったところ，半数以上がなんらかのストレスを感じていることがわかりました。この結果をもとに，前田先生から彼らに「心理的援助の必要性」を含め講話をしていただきました。

　こうして，こころの支援チームによる当院の職員ケアは終了しました。コロナの院内感染がきっかけで，職員のメンタルケアシステムが整ったわけです。なんとも皮肉ではありますが，当院にはこれまでになかったものが，それも職員にとって有益になるものがもたらされたことは，本当に素晴らしいことでした。そして，そこに大きな力を貸してくださったのが，こころの支援チームであることは言うまでもありません。

9．受援側の気持ちと課題

　約2カ月間の業務停止という前代未聞の時期を経て，当院はほぼ平常を取り戻しました。この2カ月は，まるでこのときが永遠に続くかのような，でも1日はあっという間のような，異常な時間感覚でした。職場にいるときは他の職員との一体感を感じるのですが，ひとたび外に出ると，どうしようもない孤独感に襲われたものです。

　私は今回，前田先生による何人もの職員面接に陪席しました。管理者から一般職まで，職種を超えたさまざまな人たちの考えや気持ちを聴くことができました。

　また，受援側の気持ちを表すにあたり，何人かの職員に，紙上インタビューのかたちでお話をうかがう機会を得ました。皆それぞれの立場から，出せる範囲で自分の気持ちを表現してくれたと思います。もちろんそれだけでは当院の職員の気持ちを語りきれません。心理師である私の目を通し

てのみ語るのも、また一面的すぎます。第一線で働き続けた人たち、コロナ感染を体験した人たちであれば、もっと違った視点になるでしょう。

それでも、今回のインタビューや陪席で私が感じたのは、皆がそれぞれ傷ついたのだ、ということです。管理者として、部下として、技術者として。

不満や対立もありました。不満があっても平和なときは何とか我慢して関係を続けていたのが、問題が起きたときにそれらが一気に噴き出すのは、組織でも家族でもあることです。しかもこの過酷な状況において、疲労や不安の連続が攻撃性を高めていてもおかしくはありません。

しかし、傷つきや不満だけではありませんでした。この状況を乗り切ろう、良くしようという健康的な側面もありました。若手医師たちによる事務局については先述しましたが、他にも、職員が職員のために自主的にストレッチ教室を行うといった動きもありました。

こころの支援チームは、私たちの組織の特徴を理解し、それに合わせた職員ケアをしただけでなく、そのケアが継続できるよう道しるべを示してくださいました。A医師は、職員のメンタルサポート導入について次のように述べています。「『病院を単に元に戻すのでなく、以前より、より良いものにする』という目標に関して、具体的に達成されたひとつの象徴として意義深い」。まさに、支援チームはその手助けをしてくださったと思っています。

今回の経験は、私たちにどんな課題を与えたのでしょうか。いくつかの意見がありました。「有事に噴出した平時の不満を拾い上げて、平時の改善につなげていくことが重要なのではないか」「情報を可視化して発信の仕方を検討すべき」。どちらも、今回の経験を機に、普段の状態をより良くするような体制づくりが大切、ということを言っていると思います。問題が起きたからこそ明らかになる普段の小さな不満をそのままにしないためには、この後のコミュニケーションのあり方を工夫することが重要でしょう。組織から個への発信力、個から組織への発信力、双方がこれまで以上にスムーズに流れ、活かされていくようなコミュニケーションシステムの構築が求められるところです。

今回，最前線で働いたC病棟の科長は，東日本震災で被災した際，チームで活動することが最も重要であると後に感じたそうです。「（これまで）私自身がチーム力を課題として行動してきた。今後の看護師人生のなかで，安全で安心した医療を提供していくために，自分自身がどうあるべきかを考えさせられた」。彼女の，部下の安全を守るという信念の原点は，過去に経験した大災害にあり，そしてそれは今回，強いまとまりあるチームというかたちとなって活かされたのだと思いました。

　当院の大規模な院内感染は，私たちに忘れられない衝撃を与えました。しかし，そこから得た課題にそれぞれが向き合っていくことで，今後の人生で出逢うピンチに負けずに生きていけるのではないでしょうか。

　外来再開に伴い，病院は一見普段の姿を取り戻しました。私たち心理師も，心理検査やカウンセリング等，通常業務を行えるまでになりました。ここサポの電話も最近は鳴らなくなりました。しかし，もちろんコロナウイルスに対する不安や緊張は，今も続いています。院内感染対策はこれまで以上に強化され，陽性者が確認されたときのための準備が日々行われています。ICTは相変わらず忙しく活動していますが，増員されたことでよりいっそう心強さが増したように見えます。

　当院の職員が，大きな経験を次に活かそうと努力している過程を，こころの支援チームの皆様には見守っていただけましたら幸いです。

【文献】

1）IASC／前田正治監訳，瀬藤乃理子・村上道夫・竹林由武訳（2020）新型コロナウイルス流行時の心のケア Ver.1.5. [https://interagencystandingcommittee.org/system/files/2020-03/IASC%20Interim%20Briefing%20Note%20on%20COVID-19%20Outbreak%20Readiness%20and%20Response%20Operations%20-%20MHPSS%20%28Japanese%29.pdf]

第9章

軽症者療養施設における支援

［瀬藤乃理子］

1. はじめに

　新型コロナウイルスの世界的感染流行のなか，医療体制の逼迫とそれに伴う地域医療の崩壊を未然に防ぐため，2020年4月上旬，厚生労働省は各自治体に対し，新型コロナウイルス感染症陽性者（以下，COVID-19陽性者）のうち，軽症者や無症状者に関しては，新型コロナウイルス感染症軽症者宿泊療養施設（以下，軽症者施設）での療養，または自宅療養の準備を進めるよう，通達を出しました[1), 2)]。それを受け，福島県においても，同年4月に軽症者施設が開設されました。

　当時，福島県立医科大学の災害こころの医学講座では，福島県と協力し，この感染症に対する心理的支援の体制づくりを進めていましたが，コロナ軽症者施設開設に伴い，そこを管理するスタッフらと協力し，入所者のこころのケアを行うことになりました。それから1年数カ月余り，当初は試行錯誤であった軽症者施設の心理的支援も，各スタッフの支援経験が増しスムーズに実施できるようになってきました。

　本章では，福島県のコロナ軽症者施設のひとつである，A軽症者施設におけるメンタルヘルス支援をモデルケースとして紹介し，入所者に対するケアの体制および実際の支援方法，ならびに施設を管理するスタッフ間の連携・支援について述べていきます。

2. 福島県における陽性者へのこころのケア体制

　COVID-19感染症においては，図9-1に示すように，「県民」「COVID-19陽性者」「最前線で働く就労者（医療従事者・検査機関・行政職員等）」のそれぞれに起こりやすい心理社会的反応があります。他章でも述べられているように，パンデミックでは感染症特有のストレス，すなわち感染への恐怖，隔離や行動自粛によるストレス，そして差別や偏見，誹謗中傷が起こりやすく，適切な対策と対応が求められます。

　また，このような国全体に長期かつ広範囲に起こる感染流行では，心理的支援においても，それに関わる機関や部署間での役割分担と連携が非常に重要です。特にCOVID-19陽性者には，感染という今まで経験したことのない状況下で，さまざまな心理的反応や負担が予想されることから，福島県では陽性者に対して図9-2のような体制づくりを行いました。

【県民】
・自分が感染するのではないか，他人に感染させてしまうのではないかという不安や恐怖
・長期に及ぶ自粛生活によるストレスの増大
・収入減少に対する不安，解雇・失職・失業による自殺リスクの増大　など

【COVID-19陽性者】
・重症化や死への恐怖
・人に感染させてしまうのではないか，あるいは感染させた，という不安や自責感
・陽性者やその家族に偏見や差別が向かうリスク，社会復帰への不安
・隔離による抑うつ感，不安感，焦燥感の増大　など

【最前線で働く就労者】(医療従事者，検査機関，行政職員等)
・最前線の就労者に対する偏見や差別
・長時間労働，患者数の増加や防護具着用などによる心身の疲労，慣れない業務の増加
・感染リスクに対する心身の緊張，絶え間ない用心と警戒
・感染への恐怖と道徳的傷つき（モラル・インジュリー），家族に感染させてしまう恐怖など

図9-1　COVID-19に対する心理社会的反応とリスク

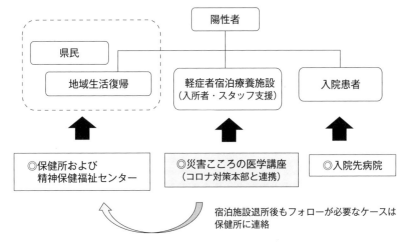

図9-2　福島県のCOVID-19陽性者へのこころのケア体制
（福島県障がい福祉課作成を著者一部改変）

　筆者が所属する災害こころの医学講座は，軽症者施設のスタッフの依頼に応じて，軽症者施設に入所された方の遠隔カウンセリングを行い，退所後にフォローが必要な場合は保健所に引き継いでいます。また，軽症者施設のスタッフ，特に入所者の健康管理とケアの中心を担う看護師に対し，後方支援としてコンサルテーション（助言など）を行っています。

3．コロナ軽症者施設での療養体制

(1)　コロナ軽症者施設とは

　コロナ軽症者施設とは，　COVID-19陽性者のうち，検査により入院治療の必要がないと判断された軽症者や無症状者に対し，感染拡大の防止，および症状急変時の速やかな対応のため，各自治体が用意している療養施設です。ただし，軽症または無症状者でも，65歳以上の高齢者，基礎疾患があり加療中の方，免疫抑制剤や抗がん剤を使用している方，妊娠している方などは，原則として入所することはできません[*1]。福島県には，

2021年8月現在，福島市，郡山市，いわき市，会津若松市に計4カ所のコロナ軽症者施設があり，軽症者施設の入所者用のパンフレット[3]がインターネットから閲覧できます。

　陽性者の方が病院に入院した場合は，医療費は基本的に公費で負担されますが，この軽症者施設に入所した場合も，療養費・食費は公費でまかなわれ，個人負担はありません。

　また軽症者施設では，入所基準と退所基準が決まっています。入所基準としては，PCR検査で陽性確認後に軽症・無症状と判断された方，退所基準としては，有症状者の場合，陽性確認または発症日から10日経過，かつ症状軽快から72時間経過後，無症状者の場合は，検体採取日から10日間経過した後で，退所前に体調を確認のうえ，医師が退所を決定します（2021年8月現在の基準）[*2]。したがって，軽症者施設では，陽性確認後の検査を経て入所，または病院に入院後に症状が軽快したのちに入所となるため，ほとんどの方が基準の日数で退所されることから，概ね3～7日程度の滞在期間となります。

(2)　軽症者施設での健康管理と支援スタッフ

　福島県のコロナ軽症者施設には常駐スタッフとして，入所者の健康管理を行う看護師（日中勤務），食事や生活用品など入所者の生活を支える生活支援員（24時間勤務），コロナ対策本部の県職員がおり，そのほか〈医療班〉として，遠隔診療（随時）を行う医師が配置されています[*3]。また，こころのケアが必要な場合には，災害こころの医学講座の心理職が窓口となり，看護師の相談にのり，依頼があれば心理職が遠隔カウンセリングを

＊1　ただし，その時点での医療体制を考慮し，重症化の恐れのない方に関しては，医師の判断で入所が許可される場合もある。

＊2　当初は，退所基準としてPCR検査で2回の陰性確認が義務づけられていたが，一定期間を過ぎればPCR検査の結果に関係なく感染性がないことから，2020年5月以降，退所時のPCR検査は実施されなくなった。

＊3　最近では，福島県内の各軽症者施設において，医師の診療・判断のもとに，薬物も処方できる体制がとられている。

実施し，必要に応じて精神科医が対応する場合もあります。

　軽症者施設内は感染管理のために**ゾーニング**[*4]されており，入所者は基本的には自室で過ごす「隔離」が義務づけられています。食事の連絡があったときのみ自室を出て，決められた順路で弁当や飲み物，必要な生活用品を取りに行くことができます。また，入所中の喫煙や飲酒は厳禁となっています。

　健康管理として，入所者は毎朝と毎夕，**体温と血中酸素濃度**[*5]を測定することが義務づけられています。基本的には朝・夕2回，看護師が各入所者に電話し，それらの値のほか，体調，睡眠，食欲，気分の落ち込み，心配ごとなどを確認しています。もし体調・症状に異変や悪化が認められる場合は，タブレットを用いて医師による遠隔診療が実施され，医師の判断で病院に搬送もできる体制が整えられています。

4．軽症者施設でのこころのケアの体制

(1)　遠隔支援システム

　福島県では感染拡大の第1波のときから，軽症者施設で遠隔診療・遠隔カウンセリングが実施できるように，ウェブ会議システムを用いた遠隔支援システムを導入しました。その後も，入所者の健康管理や心理的ケアになくてはならないシステムとして，現在も稼働しています。このシステムの利用方法は，福島県内の各軽症者施設によって異なりますが，A軽症者施設ではこのシステムを用いて，遠隔診療や遠隔カウンセリングを行って

[*4]　感染対策として，施設内をウイルスによって汚染されている危険性のある区域（汚染区域）と，汚染されていない区域（清潔区域）に区分けすること。第1章脚注＊7（9頁）も参照。

[*5]　入所時には体温計とともに，パルスオキシメーター（血中酸素濃度の簡易測定器）が各入所者に渡される。血中酸素濃度（SpO_2）は肺機能のひとつの目安として使用されており，体温37.5度以上，SpO_2が95％以下，呼吸が息苦しいときは，昼夜に限らずスタッフに連絡するよう伝えられている。

います。また，心理的な不安や落ち込みなどが見られる入所者のメンタルヘルスのスクリーニングも実施しています。

スクリーニングの方法は，看護師がこころのケアが必要と感じた入所者に，専用のタブレットを渡します[*6]。そのタブレットにはあらかじめ，メンタルヘルスチェックのフォームにアクセスできるアイコンが，設定されています。

スクリーニングの項目は，本書の第3章や第4章にも紹介されているPHQ-9の9項目（0～3点の4件法）に加え，①コロナの重症化への不安，②周囲への相談のしにくさ，③周囲との関係性の悪化，の3項目について，［とてもあてはまる～全くあてはまらない］の5段階でチェックしてもらい，心配なことやスタッフに伝えたいことは，自由記述欄に記入することができます。

タブレットを受け取った入所者は，タブレット上のアイコンからメンタルヘルスチェックを行い，その結果は軽症者施設の看護師と特定の心理職のみが閲覧できます。その結果を考慮し，スタッフ間で相談のうえ遠隔カウンセリングが開始されます。

遠隔カウンセリングを行う際は，まずご本人がカウンセリングを希望されるかどうかを看護師が確認し，カウンセリングを希望された場合，看護師が遠隔カウンセリングの時間を調整します。入所者は，タブレットに設定された遠隔支援用のアイコンをクリックすると，そのシステムに入ることができます。一方，心理職も同様のタブレットが渡されており，軽症者施設に赴かなくとも，遠隔カウンセリングを実施することができ，大変便利です。

看護師が入所者と心理職を接続したあと，看護師がカウンセリング場面に同席することもあれば，退席することもできます（図9-3）。1回のカウンセリング時間は約40～60分で，開始後は原則，退所まで毎日カウンセ

[*6] 当初は，A軽症者施設の入所者全員にタブレットを渡していましたが，第3波以降の入所者の急激な増加に伴い，必要に応じてタブレットを配布するようになりました。

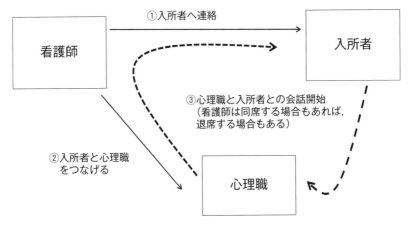

①入所者へ連絡

看護師

入所者

③心理職と入所者との会話開始
　（看護師は同席する場合もあれば,
　退席する場合もある）

②入所者と心理職
　をつなげる

心理職

図9-3　軽症者施設遠隔カウンセリングのしくみ

リングを行います。心理職は毎回,遠隔カウンセリング終了後に記録を作成し,記録のなかには,その日のカウンセリング内容とともに,看護師への申し送り事項の欄を設け,看護師に留意してほしい点なども書き添えています。また,必要に応じてその記録を精神科医とも共有しています。

　タブレットを用いた遠隔カウンセリングに関しては,筆者自身も今回の軽症者施設の支援で初めて行うようになりましたが,対面での支援とまったく変わらない効果があると感じています。

(2)　入所者のこころのケアにおける連携

　遠隔カウンセリングの開始は,朝夕の電話で入所者の健康管理を行っている軽症者施設の看護師が,心理職に依頼するかたちで始まります。たとえば,「全然眠れていないようです。声も暗くて,元気がないです」「話をしていると涙が止まらなくなり,**感情失禁**[7]のような状態です。とてもつらいと話されています」「看護師から大丈夫だと説明するのですが,ま

＊7　感情が不安定で,些細な出来事や他人の言動に対し,泣いたり怒ったりなど,過度な感情反応が生じること。

だ不安のようなので,心理の専門的立場からも話をしていただきたいです」といった連絡がきます。看護師からの依頼後,遠隔カウンセリングをご本人が希望される場合は,当日または翌日から,心理職がカウンセリングを開始します。

　一方,「カウンセリング」には抵抗があり,希望されない場合もあります。その場合には,入所者の訴えの内容を看護師からよくお聞きし,入所者に伝えてほしいこと,助言すると良いことなどを,心理職から看護師にお伝えし,看護師から心理的支援を行っていただいています。日によっては入退所者の出入りが多く,看護師が非常に多忙で時間が取りにくい日もありますが,心理職から支援の要点をお伝えすることで,そのような状況でも看護師からきめの細かい支援を提供してくれています。

　また,入所者が訴える不安に対しては,内容に応じて医師や看護師と連携しながら対応しています。たとえば,「この症状はコロナによるものですか?」「今後,重症化しませんか?」「まだ症状がありますが,退所後に人にうつしたりしませんか?」といった質問は入所者からしばしば聞かれるものですが,医学的に正しい情報があれば軽減するような不安は,遠隔診療で医師から説明していただいています。

　一方,症状のなかでも,「このまま悪くならないかと思い,心臓がどきどきします」「復職のことを考えると胸が苦しくなります」といった場合は,心理職が遠隔カウンセリングを行い,気持ちを落ちつけるための呼吸法などもお伝えし,実際の対処法を一緒に考えることで,不安の軽減に努めています。

　また,退所に関して,「退所したら,人にいろいろ言われるのではないかと心配です」「うまく復職できるか心配です」といった訴えに対しては,これから起こるかどうかわからないことを先回りして心配しないように,看護師からも心理職からも伝え,入所中は体調を整えることに専念するよう助言しています。また,復職に関しては,職場で最も信頼でき,話しやすい人とよく相談するよう伝え,まず自宅に戻ってからの生活を整えてから,焦らず復職を考えるように勧めています。そして,陽性者向けの県内

の相談窓口の一覧が書かれた用紙をお渡しし，退所後に困ったときもいつでも相談できることをお伝えしています。

5．軽症者施設での心理的支援の実際

(1)　心理的支援の実施者があらかじめ留意すべきこと

　軽症者施設の遠隔カウンセリングでは，不安や落ち込みが強い方が対象となる場合が多いですが，お話をうかがってみると，ほとんどの方が感染前のメンタルヘルスは良好で，自分がこのような心理状態になるとは思ってもみなかったと話されます。

　感染症がもたらす精神的影響は，なぜ自分は感染したのか，自分が誰かを感染させたのではないかという感染そのものがもたらす不安から，感染したことへの職場や周囲の反応に対する不安，まったく初めての経験のなかで今後の見通しが持てないことへの不安などさまざまです。また，実際に家族や同僚，顧客などを感染させたり，自宅待機を余儀なくさせたりしたことに対し，非常に落ち込んでおられる場合もあります。そのため，一人ひとりの不安を丁寧にお聞きすることから支援は始まります。

　「隔離」という状況が心理面に強く影響を及ぼすことも，支援する側は知っておく必要があります。精神医学的にも，監禁施設や精神科の閉鎖病棟など，強制的に自由を抑圧される環境に置かれると，「拘禁反応」と呼ばれるような，不眠・不安・焦燥・身体愁訴などを伴う強い心因性の反応が出る場合があります[4]。

　筆者らも，PCR検査2回陰性確認が退所基準であったコロナ第1波のとき，入所による隔離が長期にわたり，メンタルヘルスに強い影響を及ぼしたケースを経験しています。そのケースも，感染前はまったく問題なく健康的に生活をされていたにもかかわらず，隔離によって心理的に追い詰められ，抑うつ症状が強くなり，とても危険な状態でした。現在は退所基準も変わり，入所が長期に及ぶことはありませんが，それでもたった1人

で隔離状態に置かれることによる心理的影響は，常に考慮する必要があります。

　また，入所者が訴える体の症状に関しては，それがコロナの症状なのか，それとも不安や隔離による心理的影響によるものなのかは，慎重に見極める必要があります。実際，軽症者施設に入所後に息苦しさを訴えられ，その後精査したところ，入所直前に問題のなかったレントゲンに肺炎像が映り，病院に転院されたケースもあります。

　もうひとつ留意している点として，福島県の軽症者施設においては，心理職や精神科医などの心のケアスタッフは施設に常駐しているわけではなく，その日の入退所者の状況や施設内で起こっている問題をすべて把握できているわけではありません。そのため，心理的支援においては，施設の健康管理の中心を担う看護師の状況を理解し，かつ看護師が不安なく入所者のケアにあたることができるよう配慮することや，看護の立場で支援できることを看護師にわかりやすく伝えていくことが大切だと感じています。自然災害の支援と同様，感染症の支援においても，後方・外部からの支援者には**受援力**[*8]を引き出し，相手が受けとりやすい支援を提供することが重要です。

(2)　非常に重要な心理教育

　遠隔カウンセリングを実施するなかで気づいたことですが，軽症者施設でのこころのケアは，「危機介入」として支援するとうまくいきます。危機介入とは，「従来用いてきた対処方法では対応できない問題や課題に直面し，不均衡状態に陥っている状況に対して，積極的・直接的に介入し，危機状況からの回復を目指す方法[5]」と定義され，通常，短期集中型で行われます[6]。

　先に述べたように，軽症者施設は通常，3〜7日という比較的短い滞在で退所されますが，隔離という特殊な状況下で不安が増大しすぎると，こ

＊8　（外部の）支援を受け入れる力のこと。

表9-1　隔離中の心理教育として伝えるとよいこと

---

1) テレビでコロナの番組やニュースを見ない。
　　スマートフォンでコロナの情報を探さない。
2) 深呼吸を何度も行う。特に気持ちが動揺し
　　ている時は必ず行う。
3) 部屋でストレッチや運動（筋トレ）を行う。
　　➡ Youtube の動画などを活用
4) 1 日の過ごし方を考え，実践する。
　　➡考えごとばかりしない。
5) 信頼できる人と連絡を取り合う。
6) 窓を開けて，時々，日光を浴びる。

の短い期間でもメンタルヘルスの状態が悪化していきます。そのため，退
所後のスムーズな家庭復帰・職場復帰のためにも，短期集中型で積極的に
介入していきます。

　今の状況，今の不安にどのように対処してよいかがわからない方が多い
ため，「心理教育」を行い，入所中の留意事項とストレスの対処方法を明
確に伝えることは特に重要です。筆者は，初回の遠隔カウンセリングでお
会いしたとき，まずはじめに体調や睡眠，食欲などを確認し，今，一番心
配なこと・困っていることをお聞きしたあと，表9-1の各項目について
心理教育を行い，部屋で実施してもらうようお願いしています。

　不安の強い入所者のなかには，外から入る情報でさらに不安を強めてい
る場合も少なくありません。そのため，今，行ったほうがよいことと，行
うべきでないことを端的に伝え，現在の生活や心身の状態を“自分で”整
えていくよう支援していきます。不安の強い場合は，深呼吸（呼吸法）を
指導しておくことも非常に役立ちます。心理職が見本を見せ，何度か一緒
に行うことで，遠隔でも問題なく呼吸法のやり方をお伝えすることができ
ます。そして，カウンセリング以外の時間も，日に何度も呼吸法を行って
いただくよう促します。

　また，初回のカウンセリングで，もう何日も眠れていない状態の場合は，

すぐに医師や精神科医と眠剤の処方について相談するようにしています。メンタルヘルスのためにも，睡眠の確保は非常に重要です。眠剤の適応を検討するとともに，日中は昼寝をしすぎないこと，適度に部屋で体を動かし，夜間に眠れるように工夫していくように指導しています。

(3) 反芻への対処

　「なぜ感染してしまったのか」「あのとき，どうすれば良かったのか」「退所したら誰かに何か言われるのでは……」といったようなことを悩み続け，何度も考え続けることを「反芻（はんすう）」と言います。ネガティブな経験や出来事を反芻し続けると，抑うつや不安が増すということがわかっています[7]。感染症の隔離中は一人でいることもあり，どうしても反芻が起こりやすいため，それを減らす意味でも，遠隔カウンセリングでは軽症者施設の部屋の中で行えることを一緒に考え，実践していくように働きかけています。

　表9-1の心理教育のなかにある「ストレッチ・運動・筋トレ」「深呼吸」「1日の過ごし方を考える」「信頼できる人と連絡を取り合う」は，いずれも反芻を減らす効果があります。狭い部屋の中で一人で行えることは限られていますが，表9-1の項目以外にも，行きたかった場所の旅行の計画を立てる，退所後に家族で美味しく食べることができる食材の宅配を探す，といったように，できるだけ楽しいことを考えていただいています。

　軽症者施設の場合，無症状や軽症の方が入所されているので，入所者用のパンフレット[3]にも運動の方法が掲載されており，看護師からも積極的に運動や筋トレを勧めていただいています。希望する方には，1日30分，他の入所者と会わないように看護師に時間設定をしてもらい，入所されている階の廊下歩行を行っていただく場合もあります。

　このような運動や筋トレは，隔離中に体力を落とさないという目的もありますが，それ以上に気分を活性化させ，復職への意識づけとなる効果があります。運動後に「思った以上に気分がとてもすっきりしました」「久しぶりに歩いて，体力が落ちていると痛感しました。仕事に戻れるよう，体をもっと動かすようにします」といった感想を多くいただいています。

6. 支援体制の見直しと強化

(1) 軽症者施設でのこころのケアの難しさ

　ここで紹介したＡ軽症者施設のこころのケアの取り組みは，コロナ第１波の頃から少しずつ体制を整えて，現在のかたちになりました。

　感染流行に伴い，軽症者施設に集められたスタッフは皆，当初はCOVID-19の支援経験がほとんどなく，こころのケアに関する具体的な支援方法は，文献上もほとんど見あたらない状況でした。そのうえ，スタッフはこの軽症者施設の運営のために急遽集められたため，お互いに面識がなく，また施設の健康管理の中心を担う看護師は，日替わり勤務で，入退所者の多い感染拡大期間は非常に忙しくなります。しかしその一方で，不安や落ち込みが強く，心理的支援を望まれる入所者には，できるだけ早期に介入を行うほうが良いこともわかってきました。

　そこで，コロナ第１波（2020年５月頃がピーク）から第２波（2020年９月頃がピーク）の間に，その日に勤務する誰もが不安なく心理的支援に関われるように，下記の準備を整えていきました。

　　①メンタルヘルス支援とその関連の服薬処方に関するフロー図を作成
　　　し，スタッフ間で共有する。
　　②看護師の相談のしやすさを考慮し，メンタルヘルス支援の窓口を，
　　　精神科医から心理職に変更する。
　　③不安や落ち込みの強さをスクリーニングするための，メンタルヘル
　　　スチェックを導入する。
　　④入所者に渡す資料のなかに，①心理教育の資料[*9]，②タブレット
　　　を用いたメンタルヘルスチェックの説明資料，③心の相談窓口の一
　　　覧，を挿入する。
　　⑤看護師・心理職が互いの記録を閲覧できるように設定する。

これら5点を整備することで，第2波以降はメンタルヘルス支援を，非常にスムーズに行うことができるようになりました。感染拡大時にはスタッフが多忙を極めるため，このような体制強化は感染流行が収まっている隙間の時期に行うことが重要です。

(2)　継続的なメンタルヘルス支援によるさまざまな変化

　当初，試行錯誤で始まった軽症者施設でのメンタルヘルス支援ですが，次第に軽症者スタッフ間も気軽に相談できる関係となり，最近では心理職の介入前に，看護師が手厚い心理的支援を行ってくれていることもしばしばあります。

　また，以前はメンタルヘルスチェックのPHQ-9が高得点の方は，すぐに看護師から心理職に遠隔カウンセリングの依頼が来ていましたが，最近では，朝夕に電話したときの声の調子や話の内容などから，点数が高い場合も，看護師から「私たちでみていけそうです」と話される場合も増えました。その場合も，看護記録を見ながら心理職も経過を見ていますが，実際その判断は的確で，その後に心理職に依頼が来たケースはこれまでありません。現在では，メンタルヘルスチェックの自由記述欄に，入所者から看護師への感謝の言葉が並ぶようになり，軽症者施設を管理する看護師の支援力が非常に向上していると感じます。

　また，入所者からも，遠隔カウンセリングの最後のセッションにおいて，人間的成長を感じる言葉も聞かれるようになってきました。たとえば，初回のカウンセリングでは涙が止まらず憔悴しきっていた入所者が，退所前には「人の優しさがこんなにありがたいと思ったことはありませんでした」「生まれてはじめて自分と向き合いました。つらかったけれど，今までにない経験でした」「これからは何事にも感謝して，人に対して親切にして

＊9　A軽症者施設では，我々が作成した「部屋での過ごし方の注意事項」（表9-1の心理教育の内容）の資料とともに，日本赤十字社が出している「感染流行期にこころの健康を保つために〜隔離や自宅待機により行動が制限されている方々へ〜[8)]」を，入所時にすべての方に渡している。

いきたいと思いました」と力強い言葉を残していかれることがあります。

　感染症の罹患そして隔離は，その方にとってトラウマ的出来事といっても過言ではありません。しかし，そのようななかでも，人はつらい経験を人間的成長に変えることのできる強さ（**ポスト・トラウマティック・グロース：PTG**[*10]）を持っていることを，軽症者施設での遠隔カウンセリングを通して，筆者自身も改めて強く感じようになっています。

7. おわりに

　最後にひとつ書き添えたいことは，本稿で紹介した軽症者施設のメンタルヘルス支援は，もともと福島県の災害対策本部が，軽症者施設においてもこころのケアが重要であることを強く認識し，支援用のタブレットやウェブ会議システムを整えていただいたお陰で実施できています。

　今回のような大規模感染症流行においては，行政と医療が一体となり，心身両面から県民の健康を守ることが重要ですが，それは間違いなく，平時における機関間の関係性とお互いの仕事への理解と信頼が，このような有事に生きてきます。各機関・各職種による支援が，連携と情報共有により強化されることで，互いの経験知が増し，支援に関わるすべての職種の支援力が増し，それが人々のこころの健康につながると同時に，それぞれの職種の負担も軽減することを実感しています。

◎本章のポイント◎

🔳 陽性者が感じる不安は，症状に対する不安や周囲からの中傷の心配など多岐にわたり，「隔離」という状況が，メンタルヘルスを短期間で悪化させる場合がある。

🔳 不安が高い入所者には，「危機介入」として，できるだけ速やかに対処方法を心理教育し，入所中から睡眠，気持ち，一日の過ごし

---

*10　第5章の脚注＊5（75頁）を参照。

方を整えていくよう支援する。

３ 軽症者施設の健康管理を担う看護師を中心に，医師・看護師・心理職・精神科医などが連携し，こころのケアを行う。その体制と情報共有の「システムを整える」ことが，実際の心理的支援を円滑にする。

４ そのようなシステム作りは，各職種の支援力を高めると同時に，それぞれの負担を軽減することにもつながる。

【文献】

1） 厚生労働省（2020）新型コロナウイルス感染症の軽症者等に係る宿泊療養及び自宅療養の対象並びに自治体における対応に向けた準備について．[https://www.mhlw.go.jp/content/000618525.pdf]（2021/8/9アクセス）

2） 厚生労働省（2020）「新型コロナウイルス感染症の軽症者等に係る宿泊療養及び自宅療養の対象並びに自治体における対応に向けた準備について」に関するQ＆Aについて．[https://www.mhlw.go.jp/content/000619458.pdf]（2021/8/9アクセス）

3） 福島県（2021）新型コロナウイルス感染症「宿泊療養のしおり」．[https://www.pref.fukushima.lg.jp/uploaded/attachment/454506.pdf]（2021/8/9アクセス）

4） 藤永保監修（2013）最新心理学辞典．平凡社．

5） 社団法人日本精神保健福祉士協会・日本精神保健福祉学会監修（2004）精神保健福祉用語辞典．中央法規出版．

6） 中島義明・安藤清志・子安増生・坂野雄二・繁桝算男・立花政夫・箱田裕司編（1999）心理学辞典．有斐閣．

7） Disner, S. G., Beevers, C. G., Haigh, E. A. P., & Beck, A. T. (2011) Neural mechanisms of the cognitive model of depression. *Nature Reviews Neuroscience*, **12**（8），467-77．[DOI: 10.1038/nrn3027]

8） 日本赤十字社（2020）隔離や自宅待機により行動が制限されている方々へ．感染症流行期にこころの健康を保つために（シリーズ１）．[https://www.jrc.or.jp/saigai/news/200327_006138.html]（2021/8/9アクセス）

第10章

医療・介護従事者が置かれた現状
——疫学調査から見えてくるもの

[小林智之]

1. はじめに

　ここまで，新型コロナウイルス感染症対応にあたる医療従事者への支援の実践報告が紹介されてきました。コロナ禍において医療従事者が直面する問題は深刻で多様です。そして，それだけメンタルヘルスにさまざまな影響が及ぶ可能性があり，バーンアウトや自殺などの問題が危惧されます。疫学調査は，適切な対応や予防を考えるなかで，問題の性質や優先度を見極めるために必要とされます。

　さまざまな問題が起こるなかでは，より目立った問題に注意が向けられやすくなりがちです。たとえば，クラスターが発生した施設が出たことで，クラスター対策が強化されたり，過酷な労働環境を苦に看護師がたくさん離職したことで，労働環境を見直されたりするといったことです。ショックな出来事はそれだけ人々の危機意識を強くします。

　しかし，特定の施設で発生した問題が，本当に他の施設にも一般化できるかについては，慎重になる必要があります。施設に固有の風土や環境が特定の問題を引き起こした可能性もあるので，ある施設で発生した問題やその解決方法は必ずしも他の施設にも当てはまるとは限りません。また，たとえ同じ医療施設であっても，等しく感染リスクやクラスター発生リスクにさらされているわけではありません。

　それにもかかわらず，特に，もっともらしい説明がつけられてしまった場合(医療施設は体調を崩した人が集まりやすいので，それだけクラスター

発生のリスクを抱えているなど）には，感染リスクがそれほど高くない医療施設においても過剰な感染防護の措置がとられるなど，過度な一般化が強く推し進められることがあります。

　また，顕在化した問題について，どのような背景や他の要因が関わっているのかを知ることで，効果的な対策を考えることができます。たとえば，感染不安によるストレスが高いのは知識不足によるものなのか，またはリスク下での長時間労働によるものなのか，関連する要因によって対策は変わってしまいます。大小さまざまな要因について包括的に検討することで，その集団の抱えている課題の全体像をとらえることが可能になります。

　疫学調査は，個別事例を概観するだけではわからない，対象集団の一般的な傾向やさまざまな要因との関係を調べることができます。医療・介護従事者が直面する問題について，何が一般的で，どのような要因と関係していそうなのか。本章では，著者らが日本労働組合総連合会福島県連合会（以下，連合福島）と共同で実施した調査を紹介しながら検討します。

2．福島県の労働者調査

(1)　調査の概要

　調査は，新型コロナウイルスの感染拡大に伴い，労働者の直面したメンタルヘルスの問題について実態を調査することを目的としたものです。連合福島とその関連組織に所属する労働者の方々を対象として，2020年10月1日〜11月23日の間に実施されました[1]。調査時期は，国内では第3波と呼ばれた感染の再拡大が始まる少し前の頃です。

　図10-1に，福島県における2020年1月〜2021年7月までの月ごとの感染者数の推移を示しました。福島県では，10月で135名，11月で113名の感

---

[1]　本調査は福島県立医科大学倫理委員会の承認を得て実施されました（承認番号2020-125）。

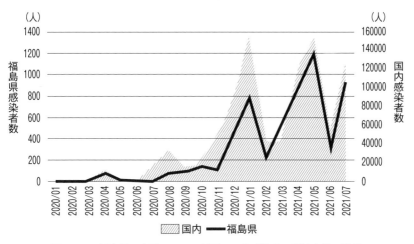

（人）
1400
1200
1000
800
600
400
200
0

福島県感染者数

2020/01 2020/02 2020/03 2020/04 2020/05 2020/06 2020/07 2020/08 2020/09 2020/10 2020/11 2020/12 2021/01 2021/02 2021/03 2021/04 2021/05 2021/06 2021/07

（人）
160000
140000
120000
100000
80000
60000
40000
20000
0

国内感染者数

⬜⬜国内　━━福島県

図10-1　福島県と全国における新型コロナ感染症の陽性者数の推移

染が確認され，その後，12月で455名，1月で779名と，拡大が確認されています[1]。第2波では大きな感染拡大が見られなかったものの，第3波では急な拡大

表10-1　回答者の属性

性別		年齢		業種		勤務地域	
男性	75.4%	10代	1.2%	公務・公共	39.0%	県北	23.5%
女性	24.5%	20代	21.5%	製造業	32.8%	県中	14.5%
その他	0.1%	30代	28.3%	サービス業	22.7%	県南	12.4%
		40代	29.9%	運輸・交通	3.9%	会津	10.7%
		50代	17.2%	医療・介護	1.6%	いわき	16.0%
		60代	1.8%			相双	17.9%
						その他	5.1%

が見られました。特に，1月には病床使用率が6割にまで上がり，医療体制も緊迫した状況になりました[2]。

　調査に回答した方は3,464名でした。主な属性の割合は表10-1のとおりです。全体的な回答者では男性の割合が多いですが，医療・介護従事者の回答者は男性が36.4%，女性が63.6%，その他の性別と答えた方はおらず，唯一女性の割合が多くなっていました。なお，医療・介護従事者の回答者は1.6%と少ないため，ここではひとつひとつのデータについて記述的に検討することとします。確率論を用いたデータ分析の結果については，他の報告も参照にしてください[3]。

(2) 医療・介護従事者についての結果

① 精神的健康度

　調査では，ケスラーのK6尺度[*2]を用いて，精神的健康度が測定されました。図10-2には，調査における精神的健康度の分布を示しています。厚生労働省による2019年の国民生活基礎調査によると，福島県における5〜9点の方の割合は19.7%，10点以上の方の割合は11.8%でした。それと比べると本調査の結果は，いずれの職業においても，精神的健康度の悪化が疑われる結果となっています。また，何らかのうつ・不安の問題がある可能性が疑われる5〜9点の方の割合は，医療・介護従事者において少し高いことが見受けられます。

　新型コロナの感染拡大は，メンタルヘルスの悪化がすべての業種で観察されている（医療・介護従事者だけではない！）ことに注意が必要ですが，それでも医療・介護従事者において，何らかのうつ・不安の問題がある可

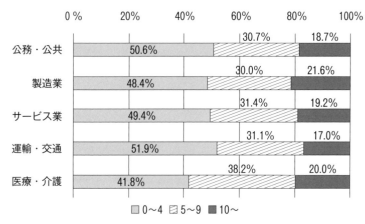

図10-2　業種ごとの精神的健康度

---

*2　K6尺度は，6つの項目によって，こころの健康度について尋ねるもの[4), 5)]。24点満点中5点以上は何らかのうつ・不安の問題がある可能性が疑われ，10点以上はうつ病・不安症が疑われるとされている。厚生労働省が毎年実施している国民生活基礎調査のなかでも使用されているので，新型コロナの感染拡大以前の値との比較が可能である。

能性が疑われる方の割合が少し高かったことには警戒が必要そうです。

② ストレス要因

　それでは，新型コロナウイルスの感染拡大は，それぞれの業種に対して
どのようなストレスをもたらしているのでしょうか。具体的なストレス要
因について当てはまるかどうかを尋ねたところ，業種によって当てはまる
と答えた方の割合に違いが見られたものがありました。

【全体的な傾向】

　まず，感染に関連した内容について，図10 - 3に示しました。全体的な
傾向として，自分や家族が感染に対することへの不安（感染不安）は多く
の方がストレスに感じていることがうかがえます。これはすべての業種に
共通して言えることでした。

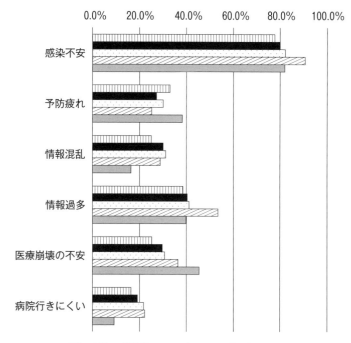

図10 - 3　業種ごとのストレス要因の該当率（感染関連）

医療・介護従事者は，他の業種に比べて業務中の感染リスクが高いです
が，不安を感じているのはどの業種も同じなのかもしれません。また，医
療・介護従事者では，情報の混乱や病院に行きにくいといったことを，ス
トレスとして感じている方の割合は少ないようでした。新型コロナに関し
て誤った情報が流れることもありますが，専門職として正しい情報をうま
く取り入れることができているのかもしれません。

【経済面での傾向】

　経済面あるいは労働面は，新型コロナウイルスの感染拡大がさまざまな
問題を引き起こしている側面のひとつです。こちらの該当者の割合は，図
10-4に示しました。

　このうち，収入や会社業績が低下することへ不安を感じている方は，運

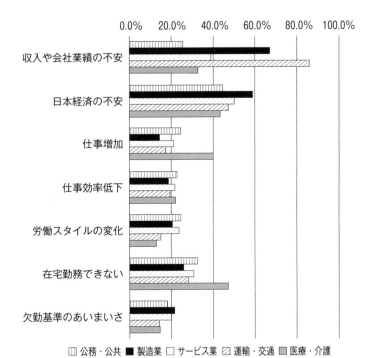

図10-4　業種ごとのストレス要因の該当率（経済・労働関連）

輸・交通や製造業の方において多く見られました。中国における感染拡大は，中国に工場を構えている企業やサプライチェーンで連携していた企業に，大きなダメージを与えました。また，中国人観光客の減少や，不要不急の外出を自粛する流れから，観光業界にも深刻な影響が出ています。製造業や運輸・交通業（タクシー業界など）で経済面の不安を抱いている方は，そうした事態が影響している可能性があります。

　医療・介護従事者は，経済面に関する不安を感じている方はそれほど多くありませんでしたが，労働面として，在宅勤務ができないことや仕事が増えたことについてストレスを感じている方が多くいるようでした。感染予防のために業務内容や手間が増えていることや，働き方が自由に選べないことが，医療・介護従事者において，よりストレスの原因になっている可能性があります。

　【外出・社会的交流に関する傾向】

　また，外出や社会的交流の側面も，新型コロナウイルスの感染拡大によって深刻な影響を受けています。医療・介護従事者の間では，他の業種と比べて，社会的交流の減少，外出の減少，行事の中止をストレスとして感じておられる方が多く見られました。

　コロナ禍の社会において，医療・介護従事者の役割の重みに関しては政府やメディアで繰り返し指摘され，社会的な関心も高まっています。このことは，医療・介護従事者の個人や組織のなかで，感染してはならないという責任感を生んでいるのかもしれません。感染予防のためのルールを自分たちに課して，外出を自粛し，人と会うことを控え，勤務中のお昼休みですら黙食して，同僚との交流すら減少しているといったことがあると考えられます。

　しかし，その一方で，減少した社会的交流をどのように補うかについては，十分な対策が取られていないのかもしれません。また，周囲から差別や誹謗中傷を受けるかもしれないことへの不安は，いずれの業種にも見られ，そこに大きな違いは見られませんでした（図10 - 5 ）。

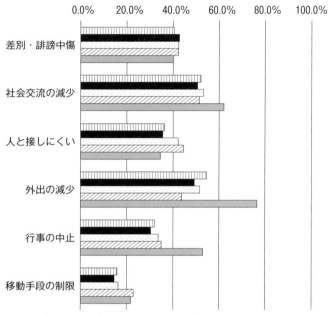

図10‐5　業種ごとのストレス要因の該当率（社会関係関連）

(3)　男性労働者と女性労働者についての結果

　Kobayashi ら[3] は同じ調査データについて分析し，コロナ禍における精神的健康度は，男性労働者よりも女性労働者のほうが低いことを示し，また，新型コロナによってもたらされたストレス要因の内容についても，男女差があることを指摘しました。医療・介護従事者では，女性労働者のほうが多く見られたことからも，ここでその結果についても簡単に紹介します。

　前節で示したストレス要因について，表10‐2に男性労働者と女性労働者のそれぞれで該当しやすいものの上位5つを示しました。この表からは，男性と女性の両方で，感染不安，日本経済の不安，外出や社会交流の減少がストレス要因となっていることがわかります。

ただし，感染不安や日本経済の
不安は男性のほうがストレスに感
じやすく，外出や社会交流の減少
は女性のほうがストレスとして強
く影響しやすいことも確認されま
した。そのほか，男性労働者にお
いては，収入や会社業績が減る不
安，労働スタイルの変化，仕事効
率の低下がよりストレスに感じや

**表10-2　該当しやすいコロナ関連の
ストレス要因（上位5つ）**

	男性勤労者	女性勤労者
1	感染不安	感染不安
2	日本経済の不安	外出の減少
3	収入や会社業績の不安	社会交流の減少
4	社会交流の減少	差別・誹謗中傷
5	外出の減少	日本経済の不安

すいことが確認され，女性労働者においては，生活費の増加，生活必需品
や予防用具（マスクなど）不足の不安，運動不足，テレワーク利用のしに
くさ，予防疲れ，コロナ関連の情報ストレスが，よりストレスとして感じ
やすく影響しやすいことが確認されました。

　このような性別に特徴的なストレス要因の違いは，男性労働者は労働関
連，女性労働者は非労働関連（生活費や生活必需品のことなど）と，区別
できることが考えられます。これは，調査の回答者はすべて労働者なのに
もかかわらず，「男性が仕事をして，女性が家事をする」といったステレ
オタイプが反映されていることが示唆されます。また，女性においては，
予防やコロナ関連の情報過多によるストレスも感じやすいことが示されま
した。

3．疫学調査からわかること

　以上，連合福島とその関連組織に所属する労働者の方々を対象とした調
査の結果について紹介しました。最後に，これらの結果からどのような対
策を考えることができるのかについて考えます。

(1)　さまざまな業種に目を向けたメンタルヘルスケアの提供
　調査の結果が示唆することのひとつとして，医療・介護従事者を含むす

べての業種の労働者に対して，メンタルヘルスのケアを提供することが求められます。医療・介護従事者のメンタルヘルスが危機に直面していることは，多くの専門家やメディアにおいても取り上げられていることです。しかし，医療・介護従事者が社会的な関心を集めているからといって，他の業種に対するケアの必要性が気づかれない，または軽視されてしまうことは問題です。これは，軽視された集団に対するケア不足や，業種間の不平不満を生んでしまう原因になります。

　新型コロナへの対応で重要な役割を担うのは，医療従事者だけではありません。国連の機関間常設委員会（IASC）は，「新型コロナ感染症の対応者ガイド：こころのケアスキルについて」のなかで，医療従事者のほかにも，警察官や消防士，食料品や薬の販売員，運送業者，行政職員など，多くの業種がコロナ禍で重要な役割を担うことを指摘しています[6]。さまざまな業種に目を向けたメンタルヘルスケアを強化することは，コロナ禍における社会の機能を保護し，結果的に医療・看護従事者の生活を守ることにつながります。

(2)　医療・介護従事者に特徴的なストレス要因

　さまざまな業種に対してメンタルヘルスのケアを提供する際，それぞれの業種の特徴に沿って適切にケアの内容や形態を調整することは，その効果やアクセスを高めることになります。たとえば，テレワークの推奨は，感染に対するリスクや不安を低減することができますが，すべての業種においてテレワークが可能というわけではありません。

　医療・介護従事者は他の業種と同等に，感染不安や差別・誹謗中傷への不安を抱えているため，これらに対して対策を取ることが望まれます。しかし，ウイルスや感染予防に関する情報については，比較的正確に入手することができていると考えられ，情報提供によるケアは十分そうです。感染不安に対するケアでは，それよりも休日や勤務中の休憩の機会を増やすなどして，感染リスクに直面する機会を減らすことが望ましいでしょう。これは，予防疲れや仕事量の増加に伴うストレスに対するケアにも関わり

ます。

　また，感染不安や差別・誹謗中傷への不安は，他の業種とあまり変わりませんでしたが，外出や社会交流の減少は，他の業種よりもストレスに感じている方の割合が高いことが確認されました。外出や他者との交流は，ストレスケアの方法としても重要です。特に女性は，ストレスケアの方法として，他者との交流を好むことが知られています。

　しかし，医療・介護従事者は，自身の専門家としての立場から，外出自粛等の政府の申請を他の業種よりも強く守っている可能性があります。外出自粛を守ることは悪いことでもなく，むしろ感染予防として極めて大切なことです。しかし，医療・介護従事者が社会交流によるストレスケアの機会を過度に奪われているのだとすると，上記のような休日や休暇の機会が提供されたとしても，ストレス緩和に十分につながらない可能性があります。そのため，休日や休暇の機会を提供するだけでなく，社会交流以外の方法に関するストレスケアの教育や，遠隔通信機器を用いた他者との交流について促すことが求められると考えられます。

（3）　女性労働者に特徴的なストレス要因

　医療・介護従事者は男性も女性もいますが，効果的な支援のためには，性別による違いも考慮することが求められます。男性勤労者においては，日本経済の安定化や収入等に関わる支援を行うことが，メンタルヘルスの悪化を防ぐことになると考えられます。一方，女性勤労者においては，仕事と家庭のバランスを柔軟に取れるような労働環境を提供することが，メンタルヘルスの悪化を防ぐことになると考えられます。

　コロナ禍では，子どもの休校や親の介護を自分でしなければならないなど，家庭内においてもさまざまな対応があわただしく求められてきました。そうした家事等に対応するのは，女性のほうが多いのかもしれません。組織は，職場内のことだけでなく，女性の家庭内の負担をケアする（たとえば，家事代行サービス利用の支援）ことにも，配慮する必要があるでしょう。

　コロナ禍における対策として，短期的には，男性おいては経済面に対す

る対策が，女性において家庭内の生活に対する対策が効果的になるかもしれません。男性と女性の割合に偏りがある職場では，マイノリティとなっている性別の人の意見が反映されにくくなっている可能性があるので，注意が必要です。そうして，長期的には，職場のみならず家庭内の役割としても，男女平等を促進することが必要であると考えられます。

(4)　コロナ禍のレスポンダー向けの IASC ガイド

　コロナ禍におけるストレスケアや他者との接し方について具体的に知りたい方は，先ほども紹介した「新型コロナ感染症の対応者ガイド：こころのケアスキルについて」がお勧めです。

　このガイドはたくさんのイラストを使って，コロナ禍で働く人々に向けて，ストレスケアの方法や他者との接し方について説明してくれます。特に，体の不調を感じていたり，生活が乱れている，楽しいことを感じられない，落ち着かないなどといった症状が見られる方は，ご覧いただくことをお勧めします。

　ガイドいわく，レスポンダーに大切なポイントは 3 つです。

　　①他者を大切にするためにも，まず自分を大切にすること。
　　②相手に思いやりのあるコミュニケーションをとること。
　　③ストレスの兆候に気づくこと。

　ガイドでは，ストレスケアの方法や他者との接し方について，かなり具体的に解説されています。ストレスケアの方法としては，感染症の情報に触れる時間を制限することや，自分や他者への感謝をリストにすること，自分にできることとできないことを整理すること，といったことなどが挙げられています。また，リラックスを促すエクササイズとして，呼吸の仕方や筋肉の緊張の緩め方なども説明されています。他者との接し方では，相手の話をどのように聞けばいいのか，どのように応答すればいいのかまで説明されています。

ガイドの原版は英語ですが，日本語翻訳もされております。YouTube にはポイントを2分程度にまとめた動画もありますので，関心のある方は 一度ご覧ください。

日本語版ガイド

You Tube 動画

(5)　疫学調査をうまく利用するために

　医療・介護従事者の方々が置かれた状況を正しく知るために，疫学調査 の役割は重要です。本章の冒頭で触れたように，課題の顕在性に依存した アプローチは，一般化可能性や効率性などにおいて問題がある可能性があ ります。

　しかし，疫学調査の結果をうまく利用するうえで，調査結果にはいくつ かの留意点があります。たとえば，ここで紹介した調査は，福島県の労働 者を対象としていることや，約8万人の調査対象者から3,464名しか回答 を得られていないことです。

　また，連合福島に所属する労働者を調査対象の主体としたことから，調 査対象者の多くは正規雇用の労働者でした。そのため，本調査の結果が日 本全国の医療・介護従事者の状況を必ずしも反映していない可能性があり ます。

　さらに，疫学調査は，調査対象となった人々の個別の事情を無視して， 全般的な傾向を示すことが基本です。そのため，ここで示された結果や提 案された対策を利用するためには，利用する文脈や組織における事情を改 めて組み合わせる必要があります。他の章で紹介された個別の事例と，本 章の議論を比較することで，結果の解釈はさらに深まることでしょう。

◎本章のポイント◎

■ 新型コロナウイルス感染症がもたらしたストレス要因に対して，疫学調査を実施した。

■ 医療・介護従事者を含むさまざまな業種において，メンタルヘルスが悪化している。

■ 医療・介護従事者は，労働時間の増加や外出・社会交流の減少などがストレス要因になっている。

【文献】

1 ） 福島県（2021）福島県内の新型コロナウイルス発生状況——福島県ホームページ. [https://www.pref.fukushima.lg.jp/sec/21045c/fukushima-hasseijyoukyou.html]

2 ） 日本放送協会(2001)病床使用率　全都道府県グラフ | NHK特設サイト. [https://www3.nhk.or.jp/news/special/coronavirus/hospital/]（2021/8/16アクセス）

3 ） Kobayashi, T., Maeda, M., Takebayashi, Y., & Sato, H.（2021）Traditional gender differences create gaps in the effect of COVID-19 on psychological distress of Japanese workers. *International Journal of Environmental Research and Public Health*, **18**（16）,8656. [https://doi.org/10.3390/ijerph18168656]

4 ） Furukawa, T. A., Kawakami, N., Saitoh, M., Ono, Y., Nakane, Y., Nakamura, Y., Tachimori, H., Iwata, N., Uda, H., Nakane, H., Watanabe, M., Naganuma, Y., Hata, Y., Kobayashi, M., Miyake, Y., Takeshima, T., & Kikkawa, T.（2008）The performance of the Japanese version of the K6 and K10 in the World Mental Health Survey Japan. *International Journal of Methods in Psychiatric Research*, **17**（3）, 152-158. [DOI: 10.1002/mpr.257]

5 ） Kessler, R. C., Andrews, G., Colpe, L. J., Hiripi, E., Mroczek, D. K., Normand, S. L., Walters, E. E., & Zaslavsky, A. M.（2002）Short screening scales to monitor population prevalences and trends in non-specific psychological distress. *Psychological Medicine*, **32**（6）, 959-976. [DOI: 10.1017/s0033291702006074]

6 ） Inter-Agency Standing Committee／前田正治・瀬藤乃理子・小林智之監訳（2020）新型コロナ感染症の対応者ガイド：心のケアスキルについて. [https://interagencystandingcommittee.org/system/files/2020-05/Basic%20Psychosocial%20Skills-%20A%20Guide%20for%20COVID-19%20Responders.pdf]（2021/8/17アクセス）

II

座談会――医療・介護従事者（レスポンダー）支援を考える

開催日　2021年9月7日（Zoom を使用して行われた）

座談会参加者（敬称略）

前田　正治（福島県立医科大学教授，精神科医：司会）

秋山　恵子（日本赤十字社医療センターメンタルヘルス科，公認心理師）

栁井　優子（国立がん研究センター中央病院精神腫瘍科，公認心理師）

岡田乃利子（太田西ノ内病院，公認心理師）

瀬藤乃理子（福島県立医科大学准教授，公認心理師）

1. 医療・介護従事者（レスポンダー）へのケアで気をつけたこと

前田：本日はお忙しいなかをお集まりいただき，ありがとうございます。福島県立医大の前田です。今日は約1時間，それぞれの職場で感じておられることを語っていただければと思います。

　早速ですが，レスポンダーに引き起こされる問題ですね。コロナ患者に対応する医療従事者に引き起こされる問題として，とりわけ手当てしなければいけないことについて，どういった点に気をつけなければいけないかとか，どのようなケアをすべきであるかとか，お一人ずつお話しいただければと思います。ではまず，秋山先生，よろしくお願いします。

【看護師のモラル・インジュリー】

秋山：よろしくお願いします。日赤医療センターメンタルヘルス科，心理師の秋山です。本当に刻一刻と状況が変わるので，こんなに展開の早い災害支援というのは初めてだなと思いながらやっていて，原稿を書いた時期と，今，第5波のほぼピークを迎えたような頃とでは変わっている部分があるのですが，ケアしなければならないと最も感じたことは，今は特にモラル・インジュリー（道徳的傷つき，職業モラルの傷つき〈第1章2. を参照〉）の問題が非常に強くなっています。救急車を断るとか，ここも三次救急の病院なので，そのなかでホットライン要請を断るというのは，役割葛藤が生じ，十分にできていないのではないかとか，見放しているのではないかというような思いが強くなっていて，第1波のときの防護具が足りないとか，そういった部分とは違う負担感が生じているなと思います。

　それに対してどのようなケアをしたかというと，ここで強化したのは，グループミーティングを，主に夜勤明けの看護師さん対象に毎日やっています。中等症に対応する病棟のほうですね。重症者を診る集中治療室エリアのほうは，週1回のミーティングも，今は忙しすぎて継続的にできていないような状況ですが，かわりにというか，倫理カンファレンスに心理職

も参加しています。特に，葛藤が生じやすいコロナの終末期をどこで決めるのか，集中治療をどこでやめるのかというような判断をしなければいけないことが，重症患者さんが増えると当然増えてきていて，そのディスカッションというか，倫理のカンファレンスの場に心理師が入っています。

　もちろん一心理の専門家として，患者さんのために，家族のためにという視点でもお話をしますし，そのなかで，スタッフへのねぎらいであるとか，「こういった場を設けることはとても大事だし，意味がある。皆さんと協議ができて，非常に大切な場だと思っている」というような，あらためて意味づけをするということを心掛けています。

　まだ，個別の面談が落ち着いてできるような時期になっていないので，今後の見通しとしては，第5波が過ぎたら，中等症・重等症を扱っているスタッフと，あとドクターにもアプローチをしていきたいと思っています。

　これまでに気をつけながら行ったことというと，あまりエモーショナルになりすぎるとよくないと思っていて，淡々とというか，「こういった状況で葛藤が生まれるのは当然ですよね。そのなかで皆さんは適切に対応されていると思う」というようなトーンを心掛けて接してきました。

【トリアージとモラル・インジュリー】

前田：早速，秋山先生から非常に重要な問題を出していただきました。特に病床使用率が非常に上がっている今の時期の大きな問題ですが，いわゆる，巷でいうところの“命の選択”に関わるところですよね。災害でも必ずトリアージはしなければいけなくなるので，日常的にも命の選択と言われますけれども，医療機関ではこういったトリアージはどうしてもやらざるを得ないことがあるわけですが，それが今，非常に多いと。先ほど先生がおっしゃったモラル・インジュリーの問題が，そのときに引き起こされてくるということにもなるかもしれません。

秋山：命の選択という言葉が，報道やメディアで取り上げられて広がっている，認知されているような気がするのですが，災害医療という場面で，いざというときはトリアージをしなくてはいけないのだと，知的な学習と

か訓練のなかで私たちはしてきているので，それをトピックとして取り上げることに少し違和感があります。それは医療資源に対して傷病者が多いときには，必然的にやらなければいけない。それが当然の役割なので，それをしていることがすごく目立つというか。この状況においてそれをするのは自然なことですよね，という感覚なので，そこは世の中とのギャップを非常に感じるところですね。

前田：そうなんですね。トリアージは，いわゆる業務ですよね。私たちのやるべき仕事として。

秋山：厳しい業務ですね。

前田：厳しい業務ですね，それをやることは。しかし，それを世間の人たち，一般の方たちにどう伝えるかというのは，確かに難しい問題だと思います。ただ一方で，実際，災害においても消防士の方がトリアージするときに黒いタグを被災者に乗せた後，それでよかったのかなと。どう見ても，そうするしかなかったとしても，そういう罪責感が生じるということがあろうかと思いますので，先ほど秋山先生がおっしゃったモラル・インジュリーの問題というのは確かに大きいのだろうと思います。

　1点だけ。さきほど「淡々と」と言われましたけれども，こちらが，支援者が，ということですね。

秋山：そうですね。支援者が，ですね。「もう大変だよね」みたいな感じでこちらが言ってしまうと，職員の気持ちを煽るというか。こちらが接する支援対象者（レスポンダー）はもちろん専門職ですし，自分たちの仕事をきっちりこなしているという自負を持っているので，その点に過干渉な感じにならないようにする。冷静に振り返りたいというニーズが潜在的にあると思うので，感情を爆発させることを目的にするのではなくて，ちょっとクールダウンしていくような対応を心掛けています。

前田：結構大事なことですよね。こちらがカッカしないということですね。秋山先生ありがとうございました。それでは続いて，柳井先生，よろしくお願いします。

【感染対策と看護ケアの板挟みに伴うモラル・インジュリー】

栁井：よろしくお願いします。国立がん研究センター中央病院精神腫瘍科心理師の栁井です。秋山先生がおっしゃったことに尽きるなと思って聞いていました。重複するところもあるのですが，ケアしなければならないと最も感じたことは，私もモラル・インジュリーです。当院では第1波の頃から，軽症から中等症患者を受け入れていて，初期の頃はそこまで症状が重くない方たちばかりだったのですが，ここにきて，入院される患者さんの状態も悪くなっていますし，部屋も満床に近い状態で，常にフル稼働しているような状況で，看護師さんが見るからに疲弊しているような状況が続いているなと思います。

特に，たとえば家庭内感染が今増えていますが，家族がコロナで亡くなったばかりで，自分も家族から感染して入院してきたとか，医療者も心を揺さぶられるような症例がすごく増えています。医療者として寄り添いたいけど忙しいし，感染対策もしっかりしなければいけないから，十分なケア，看護ができているのかというところで，看護師さんはすごく葛藤されていると思います。

私たち支援チームはCOVID病棟のカンファレンスに定期的に参加をして，そこで困っている症例の相談に応じたり，日頃の思いを吐き出してもらって，医療者を支えていくような関わりをしています。

あと，デスケースカンファレンスは，医療者の思いがあふれる場になるので，なるべくそういったところには参加して，本当にこれでよかったのかというところを淡々と整理をしていく，というのをやっています。

気をつけながら行っているところは，私も秋山先生と同じで，こちらは常に冷静になるということをすごく大事にしています。看護師さんたちの気持ちに寄り添うだけでなく対応する医療者側で今，何が起きているのかということを客観的にお伝えすることに徹していて，特に心理師という立場だと，「患者さんと医療者の間で転移・逆転移が起きているよね」とか，ときにはモラル・インジュリーという言葉も使いながら，それは医療者として当然起こりうる葛藤なんだというところを，知識として伝えていくこ

とで，看護師さんたちの感情の整理を促すようにしています。

　淡々とは接するのですが，評論家にはなりすぎずに，ほどよい距離感で，看護師さんたちのつらさも受け止めつつ，でも巻き込まれないように，というバランスはすごく気をつけているかなと思います。

前田：先ほどの秋山先生と同じく，モラル・インジュリーですね。先生がまずおっしゃったモラル・インジュリーとしては，これは特にナースが直面するのですが，感染対策と看護ケアの板挟みになってしまう。どちらを優先すべきか。本来これは，だいたい一緒なのです。患者さんのために感染対策もやっているのですけれども，コロナになると，なかなか共感性とか寄り添う看護みたいなものができにくくなりますよね。それに伴うモラル・インジュリーということですね。

　今おっしゃったなかで秋山先生と共通しているもう一つが，淡々と伝えるということ。客観的に伝えるということですよね。これは共通していたと思います。特に今起こっている出来事を言葉にかえて，知的な理解としてまずは把握してもらうということですね。これは心理師の非常に重要な仕事だと思います。「今あなたに起こっているのはこういったことですよ」ということで，言葉をそこに与えてあげるということです。

　ただ一方で，淡々としすぎないということですね。これはいわゆる関与的観察ですよね。関与しながらの観察，participant observation の原則をおっしゃった。ただ，これは内部にいれば，客観的に評論家になることはとてもできないとは思うのですが，このバランスですよね。熱くなりすぎないことと，評論家になりすぎないということ。このあたりのバランスが非常に難しいということだったと思います。

　柳井先生，先ほど秋山先生もおっしゃったことでおうかがいしたいことがあります。カンファレンスの持ち方が非常に重要になるということで，たとえば先ほどの秋山先生の話だと，倫理カンファレンスみたいなことも含めての，単なる事例検討会だけではなくて。カンファレンスの在り方で，何か先生が気をつけている点とか重要視されている点はございますか。

【カンファレンス（デスケースカンファレンス）で気をつけている点】

栁井：たとえばデスケースカンファレンスをすると，いろいろな立場の方が参加されるのですが，みんなにしゃべってもらうことを意識しています。こちらもしゃべりすぎない。引き出すという感じです。医者も看護師も同じように話してもらいますし，看護師でもベテランの方だけではなくて若手の方にも話を振って，話しやすい雰囲気を作りながら，みんなでいろいろな思いを共有していくというようには意識しています。

前田：デスケースカンファはどんなものか，簡単にご説明いただけますか。

栁井：デスケースカンファレンスは，病棟で亡くなった患者さんについて，後で振り返ってどのようなケアができたのか，今後に活かせるケアの方法や視点などを話し合う場です。また，そのケースを振り返るなかで，医療者自身の気持ちを整理するなど，グリーフケアの要素もあります。忙しいなかでも，みんなできる限りやろうと心掛けているかなと思います。

前田：秋山先生，今，カンファレンスの話が出ましたけれど，何か先生のほうからありますか。

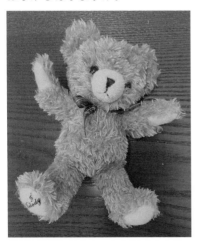

秋山：私も平等であること，公平であることを，自分がファシリテーターあるいは，ファシリテーターでなくても心理師として参加するときには心掛けていて，あの人はしゃべっていないなと思ったらそちらに振ったり。あと感染対策で，自分が主催するときには，今はできないですが，トーキングスティックのかわりに，こういった小物（写真参照）を,「これを持っている人が話す人です。話したくない人はそのまま隣にパスしても大丈夫ですよ」という感じで回してもらって，1周して終わり。時間があれば2周目をする，というような感じでやっています。ちょっと間に入ると，な

ごみます。

前田：それはテディベアですかね。

秋山：テディベアです。

前田：なるほど，なごませつつ。カンファレンスの持ち方とか，あるいはそういった話し合いの持ち方のなかでは，ちょっとユーモアも必要ですかね。本当に厳しい状況のなかで，少しそういったユーモアみたいなものも，リラックスさせるためには必要なのでしょうね。カンファレンスの重要性をお話しいただきました。ありがとうございました。

　続いて，岡田先生，先生の病院では非常に困難な状況があったのですが，それを通して心理師としてどう感じられたのかとか，ケアに関してお話しいただければと思います。

【院内クラスター発生に伴う受援者として】

岡田：私のほうは，支援をいただいた側としてお話しできたらなと思っています。

　私の病院は地方の中核的な病院ということで，重症のコロナ患者さんの病棟も持ってはいたのですが，心理師がそこに行って職員のケアをするとかそういったこともなくて。患者さんと接するということももちろんなかったので，私としては，病院に勤めていながらも，私は安全なところで仕事をしているような気持ちになっていました。

　それが，しかもコロナ病棟ではない，私が出入りしている病棟から，陽性の患者さんが出たということで。私自身，はじめてそこで感染の不安というか，感染するかもしれないという恐怖を感じました。病院全体も，いつかは起こるとは思っていても，ショックは大きかったですし，感染対策も万全だったのにという，戸惑いや怒りのようなものがすごく病院全体でありました。

　その後，陽性の患者さんが1人出ると担当していた職員が濃厚接触者となって，職員からも陽性者が出ると，その病棟全部がお休みになってしまうということが，どんどん繰り返されるという事態になって。それが1つ

の病棟だけではなくて，複数の病棟にまたがってしまって，180人近く患者さんも職員も含めて感染してしまったわけですが，病棟1つがなくなってしまうたびに別の病棟から次々と看護師が送られるというような事態になって，看護師さんたちの疲弊とか不満は本当に大きかったと思います。

　私も心理師として何かしなくてはというのもありましたし，だいぶ前から前田先生のチームが翻訳されたIASCは読んで，当時のコロナ担当の医師ともその情報は共有していたのですが，いざそれが急に始まってしまうと，どうしていいのか実際わからなかったというのが本音です。

前田：岡田先生の勤務先の西ノ内病院は，県内でも重症コロナに対応する基幹病院であって，コロナの対策はしっかりされていたのです。平時でもコロナの患者さんを診ていたわけですけれども，クラスターが発生してしまったと。これは全然違う事態になってしまった，ということなんですね。

岡田：そうなんです。いつかはというのはもちろん予想はしていたと思うのですけれども，そこに対する対策も，一部ではシミュレーションしていたと思うのですが，全体的にはきっと共有されていなかったのかなと思っています。

前田：ちなみに西ノ内病院は，コロナの患者さんを受け入れることを非常に精力的に，県内でも率先してやっていた先進的な病院です。ですから逆にいうと，それだけ感染予防は徹底されていたし，あるいは自信も持っていらっしゃったと思うんですね。そこで発生してしまった。

　クラスター病院というのは，たとえば慢性の病棟などで発生する，あるいは施設で発生することもあるのですけれども，西ノ内病院ではそうではなかったというところで，今，"怒り"ということが出ましたけれども，なぜ発生するのかという非常に大きな戸惑いというか，それが大きかったということですね。

岡田：そうなんです。重症コロナ病棟は早くから立ち上がっていましたし，そこの病棟のスタッフ，医師の感染対策は本当に万全で，それについての勉強は本当にしていたと思います。それなのに，という怒りとか戸惑い，ショックというのがとても大きかったと思っています。

前田：私たちも支援に行って思ったのは，そのために自信喪失，スタッフが非常に自信をなくしてしまうと。今まで何だったのかということ。これは，ほかのクラスターが発生した病院，特に頑張っていた病院で起こってしまうと，非常に自信喪失につながっていくというのは，確かに大きな問題だと思います。

　いずれにしても岡田先生の問題は，コロナに対する心の準備ができているなかでずっとケアしていく場合と，突然クラスターになってしまった，予期していなかったというか，まさに災害性が非常に高い状態での支援，というお話だったと思います。

　それでは次に，瀬藤先生。瀬藤先生はクラスター発生病院も含め外部支援ということで積極的に支援をやられているのですが，ここでは軽症者ホテルのスタッフの方々，ここにも医療スタッフがたくさん従事しているわけですが，その支援のことについてお話しいただければと思います。

【受援力を引き出す支援】

瀬藤：福島県立医科大学の瀬藤です。今，前田先生がおっしゃったように，私はコロナに関しては2つ対応しています。ひとつが軽症者の療養施設で，ナースが気になった陽性者の方を遠隔カウンセリングする，もうひとつはクラスターの発生病院に行かせていただいて，クラスター病院の職員の方を中心に支援するということをさせていただいていました。でも結局，2つをやりながら双方で重なる部分も多くて，それぞれの経験知みたいなものが，もう一方のほうに非常に生かされるということもありました。

　共通する部分として，そのときの状況が病院によっても施設によってもまちまちであること。軽症者ホテルのように日替わりでナースが代わるという場合と，病院でクラスターが起こったときのように，もともと非常に関係が深いなかで危機的な状況が起こった場合と，その時々の状況や施設の特性を，いかにこちらが外部支援として把握するかということに気をつけていました。

　2点目は，これは災害支援だなと，後になればなるほど強く感じていま

した。災害支援では「受援力」が重要と言われます。受援力とは，外からの支援を受け入れる力のことで，外部からの支援者にとっては，相手が受け取りやすい支援を提供する力のことです。相手がどうやったら受け取りやすいかを常に考えつつ，注意していたかと思います。行えない支援をいくら言っても響かないので，ここで行えそうな支援はどういうことかを，できるだけ一緒に考えて，具体的に提案していくことに気をつけていました。

　3点目は，そのノウハウや経験をどう現場に落とし込むかです。岡田先生もおっしゃっていましたが，いろいろな資料に書いてあることを実践に生かすのは並大抵ではない。そのため，たとえば他の病院で起こったことや，今までの経験のなかでやってよかったことを次に生かせるように，こちらがきっちり整理しておくことに気をつけていたかと思います。

　また，そこにいるスタッフ自身ができる心のケアを，できるだけ伝えてきました。感染対策がものすごく重視されているので，この状況下の心理的支援はどうしたらよいか，わからない方も結構多い。たとえば，「コロナの情報と距離を取ってください」，あるいは「本当に信頼できる人と助け合ってください」と伝えるといった基本的な心のケアの支援方法をできるだけスタッフにお伝えしていました。

　先ほど柳井先生や秋山先生もおっしゃっていましたが，誰にでも起こりやすい感情をノーマライズして，正常なものだよと伝えること，押し付けず，でも言うときは言う，引くべきときにはさっと引くことを特に気をつけていたように思います。

【軽症者ホテルでの独特の支援】

前田：瀬藤先生は，特に軽症者ホテル，軽症者といっても今は軽症者だけではないですけれども，ホテルでの支援の話をしていただきました。

　軽症者ホテルでは，スタッフができることは病院に比べると限られますよね。電話応対であるとか，食事のときにちらっと顔を合わせるとか。そういう限られたなかでもできること，支援をしなければいけない人たち，

つまりナースたちがやれることと，やれる環境にあるかどうかということも総合的に判断して，無理なことは頼まないということだと思います。

　瀬藤先生がホテルに入っていくと，スタッフが本当に「待ってました。よくぞ来てくれました」という感じなのです。あと，私が瀬藤先生を見て思うのは，確かにテキストやマニュアルにはいろいろ書いてあったとしても，先ほどほかの先生方もおっしゃっていたように，実際どうしていいかわからないということもあるかと思うので，ある種のモデリングみたいなことで，実際の支援をやっている。先生がやっているのをほかのスタッフも共有していますので，そういったところから学んでいってもらったのではないだろうかと思います。

　病院の事情というのは，ある程度テレビでもよく流れますし，何となく一般の方もイメージされやすいのですが，ホテルの中というのはどうなっているのか，非常にわかりづらい。瀬藤先生のなかでは，そういったところでのケアを，特に注意していたということだと思います。

【罪責感をノーマライズする】

前田：今，いろいろとお話しいただきまして，皆さまのなかの非常に大きなキーワードとしては，モラル・インジュリーというのがありました。この言葉は各所においても，非常に重要な言葉だと思います。ですから支援に入る際，少なくとも罪責感をまずノーマライズする。それは誰もが抱く気持ちなのだということと，まさにそういった気持ちを抱きやすくなるのだということを，まず知的に理解していただいておいて，それをなるべく外在化して見られるようになるということが，非常に重要なのだろうということをおっしゃったのだと思います。

　特にカンファレンスをやると，お互いに気づき合いますよね。あれはあれだったんだなとか，私だけじゃなかったんだとか，お互いの気づきみたいなものがカンファレンスのなかで生まれると。それを心理師の先生方がファシリテートしていって，言語化させていくというのが，非常に重要な役割なのだろうと思います。

【支援者が被災者にもなる】

前田：岡田先生のようにクラスターを体験されますと，岡田先生も支援者というよりも被災者ですよね。そのような立場に置かれてしまうというところでの難しさが，あったと思います。支援者が場合によっては被災者になってしまう。これがクラスターの怖いところだとも思うのです。私たちは支援に入っていますけれども，私たちも支援をしてもらわなければいけなくなってしまうということが，十分ありうるのだということですね。これはコロナの問題の大きな特徴だろうと思いました。

【伝え方のポイント】

前田：皆さまに共通していたのは，伝え方ですよね。非常に緊張感があふれるなかで働いていますので，そこでいかに場をなごませたり，あまり熱くならないように淡々とするとか，支援する側もかなり感情コントロールが要るのだろうと思って聞いていました。しばしばテンパってしまって，カッカとしてしまうことが私などは少なからずあって，岡田先生にはいろいろとご迷惑をおかけしたかもしれないけれども，こちらがまず落ち着いているところが大事だろうと思います。これは強調されていました。

　短い時間でしたが，今のお一人ずつのお話からも，いろいろなことが浮かび上がってきたと思います。

2．組織内（in house）支援のメリット・デメリット

前田：次は，組織内支援，外部支援という2つのテーマでお話しいただきたいと思います。

　まず1つ目は，組織内で行う支援です。心理師さんなど，そもそも支援者がいないという病院も多いと思います。ですが，もしそういった支援者がいた場合，どういうことがそこでできるのか，あるいはそのデメリット，こういったことについてお話をしていきたい。in-house での支援のメリット・デメリットということですね。

まずこれも，秋山先生，どうぞよろしくお願いします。

【組織内でのピアサポート】

秋山：よろしくお願いします。今回，自分の職場が災害に巻き込まれるという経験を初めてして，皆さんと同じように思うのですけれども，職員支援という立場を取りながら，自分も被災をしているところがあって。かつ，私の場合は職員支援だけではなくて，防護具を付けてコロナの患者さんのお部屋に入ってお話をしたりということも。そのときには立場が変わって，周りのスタッフに「感染症対策，これで合っていますか」というチェックをしてもらって中に入るので，支援するだけでなくて助けられているなと思うことが非常に多いです。役割がコロコロ変わるとか，それでもスムーズにできるのが組織内支援の面白みというか，メリットかなと思っています。

　デメリットとしては，客観的な立場を取るのはなかなか難しい面もあって，自分も感情に巻き込まれますし，同僚が苦しんでいる姿を見ると，一緒に疲弊する部分があるので，その距離の取り方ですね。今までの災害支援で，現地に行って帰ってきて「ああ，終わった」という感じとは違う，継続し続けるエネルギーの配分というか，そのあたりがすごく難しいなと思いながらやっています。なので，土日になるとどっと疲れが出て，家は平和なので，月曜日にまたお仕事に行くと，ここはやっぱり被災地なんだなと思うみたいな。行き来が非常に多い災害支援だと思います。組織内のところとちょっとずれているかもしれないですけど。

前田：ありがとうございました。これは2つですね。まずメリットとしておっしゃったのは，ひとつはピアサポートですよね。仲間として，同僚としての支援ということが，非常に行いやすいということ。組織内での関係性があるなかでの支援が行えるということ。しかも，レッドゾーンにも一緒に入っていくことによって，よりピア性が高まっていくということですね。

　これはまさに大きかったと思いますし，逆に言えば，それは諸刃の剣で

すよね。これがまた距離が取れなくなってしまったり，今おっしゃった自分も支援が必要だなというか，自分も自分のケアを一生懸命していかないと，休みなしの不断の緊張感が続いてしまうというのも，確かに組織内での支援の難しさだろうと思います。

　柳井先生，いかがでしょうか。

【リエゾン体制ができているなかでの支援】

柳井：私はふだん，がんセンター内のいろいろな病棟で緩和ケアチームとしてコンサルテーション・リエゾン活動を行う立場なので，支援の体制がすでに築かれています。特に当院は，全国的に見ても緩和ケアチームの数が多いですし，依頼数もかなり多いので，「何かあったら緩和ケアチームに」という流れがすごくよくできている病院だと思います。このような相談する体制が整っているところが，メリットだったかなと思います。

　一般病棟に行っても，コロナの病棟のカンファレンスに出ても，何をしている人かすぐに認識してもらえるし，看護師さんたちとも気軽に話せる関係になっているので，使い勝手がいいチームとして最初から機能できていたのではないかという気はしています。

　デメリットとしては，デメリットかはちょっとわからないですが，関係ができているがゆえに，相談する閾値がすごく下がってしまうことです。「ちょっと聞いてください」「どうしたらいいですか」というのが，今までだったら自分たちでやられていたのだろうなというところまで，看護師さんたち，医療者が抱えきれないものを全部こっちに相談に来るというような事態が起きてしまう。デメリットではないのかもしれないですけれども，支援する側としても，抱えきれなくなるぐらいの相談を受けるというところは，結構大変だったかと思います。

　第1波の頃は，「緊急事態だから，我々もできる限り応じよう」みたいな感じでやっていたのですが，こんなに長くなるとは本当に思っていなくて。長期戦になると，支援する我々もこのペースで相談に乗るのは，結構大変になってしまう。なので，相談しやすいというメリットはあるけれど

も，相談件数が増えたときにどうコントロールしていくかというところは課題かもしれません。

前田：もともと栁井先生の活動の背景には，リエゾン活動というのがあったということ。ですから，組織内の支援だけども，ライン外の支援ということになりますよね。組織内だけどもライン外というかたちでの支援。しかし，もちろんひとつの組織にいますから，リエゾンで関係性ができているので非常に入りやすい，関係性が作りやすいということは，何より大きなメリットだろうと思います。

　後段でおっしゃったことはデメリットというよりも，サポートがある意味で成功されたのですよね。成功したので，どんどん，どんどん相談が舞い込むようになってきた。すると，皆さんもたぶんお感じになっていることだと思いますが，コロナの問題でそもそも支援に入ったにもかかわらず，コロナと関係ない問題とか，もともとコロナ前からあったような問題も，いろいろなものが降りかかってきますよね。そうすると，今度はそれに対して対応できなくなってしまう。どこかでリミテーションをかけなければとなってしまう，というようなことだったのだと思います。これは支援が成功したゆえの問題なので，成功すれば必ずこういったことが起こってくるのかなと思って聞いていました。いずれにしても，最後は距離の取り方ということですよね。これが非常に重要だということでした。

【クラスターが発生した組織内での支援】

前田：それでは，岡田先生にもぜひおうかがいしたいのですが，クラスターが起こってしまった病院に所属する側として，心理師としてどういうところが働きやすくて，どういうところが難しかったかということを，お話しいただければと思います。

岡田：まず組織内でのメリットは，皆さまもおっしゃっていましたが，すぐに動けるということだったかと思います。今回クラスターが起きてからかなり早い時期に，今までなかった心理サポートチームをすぐに立ち上げて，職員専用の電話相談もできるようになりました。私たちもそれを利用

してもらうような PR をしたりするわけですが，そういった点ではすぐに動けたかなと思っています。

　あとは，濃厚接触者や陽性者が復帰する際に復帰プログラムを行ったのですが，私たち心理師はたった 2 名しかいないのですが，手分けして，合計29回行うことができました。これも，院内ですぐにプログラムを作って行えた，ということではないかと思います。

　デメリットは，私たち自身も当事者として支援をするということで，どうしても客観的な見方ができなかったのではないかという点があります。電話相談のほうは，栁井先生と違って実はあまり相談が来なくて。たぶん，院内ということであまり匿名性を守れないのではないか，ということを職員が心配，不安になったからではないかと思うのですが，そういったことが挙げられます。

前田：最後に岡田先生がおっしゃったことで，身内だからこそ相談がどんどん舞い込んでくるというのと，逆に身内だからこそちょっと言いづらいと。特にライン，たとえば上司にそれが伝わるのではないかとか，守秘の問題もあって，ちょっと言いにくいということもあるだろうと思います。

岡田：それと，立場とか役職とかが違うと，専門的な内容の悩みがちょっと理解しにくかったりとか，立場的なつらさがこちらに話しにくかったりとか，そういったこともあったのかなとは思いました。

前田：なるほど。先ほど栁井先生がリエゾンとおっしゃいましたし，秋山先生のほうは実際レッドゾーンまで入っていくみたいな，それでチームの一員となっていったというのがありますし，岡田先生のほうはものすごく大きな病院に心理師が 2 人しかいないというなかで，どのように自分たちの立ち位置を示すかと。あまり大風呂敷は広げられないわけですよね。そういうなかで，つまり自分の限界性も知っておかないとサポートはできないので，そのあたりの難しさがあったのだろうと思います。

3．外部支援のメリット・デメリット

前田：それでは，ここからは外部支援ということで，メリット・デメリットのお話をしたいと思います。これはまず私からお話をしようと思います。というか，外部支援は，日本ではそんなに多くの報告があるわけではありません。自然災害と違い，DPATなどもあまり動いていませんし。ということで，私たちの体験がどれだけ参考になるかというのは，ちょっとわからないところがありますけども。

【外部支援のデメリット】

前田：まず，デメリットからお話ししておくと，外部支援の最大のデメリットは，皆さんのお話とまったく反対になります。関係性がないことなのです。しかも，とりわけ感染の状況は病院ごとに違いますので，そこのところが極めて難しい問題ですね。外部から入りますから，私たちが感染してしまうと，まさにスプレッダーになってしまう恐れもあるわけです。外部支援とはいっても事実上，県の対策本部に入って，DMATや感染防御チームと一緒に活動していくというのが基本でした。それが大原則だったのだろうと思います。これが最大のデメリットです。

　それからまた，特に私のような立場だと，病院の管理職の方と会って，基本的な方針を決めていかなくてはなりません。まったく初めてお会いして名刺交換から始めるのです。感染のことがあって，名刺も交換できないようなことも多いですけれども。だから，そういう関係づくりに時間をかけなければいけないのですが，時間をかける余裕もない。特にクラスター病院の場合は，今日から，明日からという感じなので，本当にそこが一番の問題ですよね。

【外部支援のメリット】

前田：メリットと言っていいのかどうかわかりませんが，一番のメリット

は，そもそも支援者がいない，あるいは本当に少ないというところに行きますので，支援を受けた側からすると，ないところに来てくれるわけですから，それはありがたいということになろうかと思います。うまくいけば，ですね。

距離の取り方でいうと，問題は距離の取り方というよりも，どうやって関係を作っていくか。つまり，距離をきちんと詰めていくというか関係性を作っていくということなので，距離の取り方というのはそれほど困らないのです。問題は，距離の取り方というよりも引き方です。支援がうまくいきますと，撤収が逆に難しくなっていくことがしばしばあります。これは自然災害でもそうですよね。

自然災害においては，心のケアは，DMAT に比べて長くいることが非常に多いということ。この場合でも同じですが，私たちは安全宣言が出て業務を再開しても，しばらくはいる。1 カ月程度ですが，いるというかたちを原則としてやっていた。そのはるか前に，DMAT とか感染防御チームは基本的には撤退していくのですが，その後もしばらく残ってやっていくということが，撤収の難しさを逆に表しているのだろうと思います。

瀬藤先生も外部支援として行かれて，特にホテルのほうも含めて，先生のほうから何かございますか。

【外部支援を重ねるなかでの経験知】

瀬藤：平時のときでも，外から，たとえばリエゾンやコンサルテーションなどで助言に入るということはあると思うのですが，そのときと同じような，外の人だから言いやすいとか，一歩下がって見ると別の面が見えるといったようなことはコロナでもあるかと思います。今回，コロナの外部支援のデメリット・メリットと考えた場合は，やはり外部支援だからこそいくつもの軽症者ホテルやクラスター病院に入らせていただいて，いくつも入ったからこそ経験知があって，こういうときはこうなるといったことをたくさん言うことができました。

たとえばクラスター病院であれば，「職員にメンタルヘルスのスクリー

ニングをかけたほうがいいですか」と聞かれたときに，「スクリーニング
をかけるかどうかより先に，スクリーニング後に支援の体制が取れるかど
うかが病院や施設によっても違うので，支援をどうしていくかも含めて考
えていきましょう」といった話ができる。聞かれたことに対してできる方
策だけを伝えるのではなくて，経験の知が生きやすいのが，今回のコロナ
だと感じています。

【外部だからこその助言】

瀬藤：外部支援でもうひとつ，内部の立場とは違うと思ったことは，組織
の今の体制や構造に対してちょっとしたアドバイスができやすい。この後
どうなっていくかがわからないなかで，「今のうちに支援チームをこれぐ
らいの規模で作っておくほうがいいですよ」とか「この時期に，こういう
体制を作って，こういうことをしてください」とか。体制や構造，今後の
成り行きみたいなところで，外部支援だからこそ言えることがあったと感
じました。

前田：先ほど，客観的な観察ができるのだということが，内部支援でもお
話がありましたけれども，外部支援においては，もちろん外から行くわけ
ですから，組織全体のことをより客観的にお伝えしやすいということがあ
る，ということだと思います。

【外部支援を受ける側として】

前田：最後に岡田先生，外部支援を受け入れた側としてご発言いただけれ
ばと思います。特にクラスターが発生すると，外部からいろいろな方が入っ
てきますよね。保健所が入ってきたりとか，感染予防の専門家が入ってき
たりとか，県のスタッフが入ってきたりとか，いろいろな人が入ってきて。
通常，病院というのはそういったことがあまりない，どちらかというと閉
鎖的なところが多いので，そんななかで私たちのような心のケアチームも
入っていったのですが，それを受け入れた側としてはどうだったでしょう
か。

岡田：先ほどもお話ししましたように，本当に混乱した状態だったので，心理師としては，DMAT，心の支援チームの先生方も入っていただいたのは，本当にありがたかったと思っています。病院の方針とか，病院のいろいろな特性とか，そういったことを先生方が素早く把握してくださって，それに合わせた支援をしてくださったというか。私たちができる力を生かして支援してくださったと感じました。ですので，提案はしてくださいますが，決して無理のない提案というか。ですので，私たちも動きやすかったかなと思いました。

前田：支援した側がここにいるので，言いづらいと思うんですけどね（笑）。

岡田：いや，本当です！

前田：私たち支援に入った側からすると，岡田先生の存在は，被災地に外部から入っていったときにいる保健師さんみたいな感じなのです。さっぱり訳がわからないところに，窓口となって，「その場合はこの先生につなぎましょう」と動いてくれる人がいるかいないかというのは，むちゃくちゃ重要でして。ですから，西ノ内病院には岡田先生，あるいは心理の先生がおられて，そこをやってくれたのが非常にありがたかったですね。それなしでは外部支援はうまくいかないと思います。ポンと入っていって院長と話をしただけでは，とてもとてもうまくいきませんので。やはり被災地でいう，いわゆる保健師さんの役割の方がいるということは非常に重要なのだなと，私たちはつくづく感じるところです。

4．座談会を振り返って

前田：それでは，だいぶ時間も過ぎましたが，ここから先はフリートークとなっております。今まで私が座長というかたちでファシリテートの役目をしていたのですが，どうぞ皆さま方のほうでも，お互い何か。今までいくつか，モラル・インジュリーの問題とか，支援者の立ち位置の問題とかいろいろな問題があったと思いますが，ぜひ，皆さま方のほうでお話をしていっていただければと思いますが，いかがでしょうか。

【支援者側の心のケア】

前田：私が聞きたいのですけれども，皆さま自体も相当大変だったと思うのです。淡々というのは僕も本当にわかるのですけれども，なかなかできなかったですね。行き帰りの車の中では，ああだったのだろうか，こうだったのか，岡田さんの顔がしょっちゅう頭に浮かんで（笑），岡田さんは怒っていたのではないかとか，役に立っているのかなとか，そういうことがしょっちゅうなのです。

　先ほど秋山先生もそういうことをおっしゃっていましたが，こっちも感情に巻き込まれないようにするといっても，実態としては巻き込まれると思います。まさに逆転移といったそういう感情の巻き込まれに，私たちも入っていってしまう。それはもちろん，私たちにも感染の不安がありますよね。これはサポートする側の心のケアというか，自分たちのケアも含めてということで，ぜひここはどうされたのかなと，どうしても聞きたいと思います。まず，秋山先生，いつもトップバッターですみませんけど。

秋山：秋山なので，あいうえお順でわりと1番になることが多くて，慣れています（笑）。セルフケアというか，自身がどうケアを受けるかは大事なことだと思っています。たとえば私はオンラインカウンセリングの会社が提供している，医療者向けの無料のものを2回ぐらい受けてみたり，オンラインでマインドフルネス瞑想を提供している友人に，もちろん有料でセッションをやってもらえないかとお願いしたり，自分自身がケアを受ける時間を積極的に取るようにしていました。本当は自主的に1人でできる運動とかも取り入れられるといいと思うのですが，こういうときだからこそ，人とのつながりのなかで自分がケアされているなという実感を持つのは，たぶん重要なことかなと思っています。人に甘えるということが大きなケアです。

前田：これが普通の災害支援だと，昼間は疲れてても，夜はみんなで飲みに行ったりとかして，「あー，大変だったな」みたいなことが言えるのだけれども，今はできませんからね。それでも，そういうつながりが大事だということですよね。stay connected ですよね。

栁井先生，いかがですか。

【共感疲労と無力感】

栁井：なぜこんなに疲れるのかなと考えてみると，やはり共感疲労なんだと思います。医療者の話を聞くなかで，「ああ，わかるな」と思うところもあるし。あと最近は，我々医療者を支援する立場の人のモラル・インジュリーも結構あるなと思っています。「もっとやりたいのにできない」「こんなやり方でいいのだろうか」とか。私たちは特にレッドゾーンには入らないので，そんな立場で何が言えるのかとか，やるべきことをやれていないのではないかとか，そういうのも結構あると思うので，すごく疲れる日々だなと思っています。

　いろいろな組織の特徴で，できること，できないことがあると思うのですけれど，当院の場合は緩和ケアチームのメンバーがすごく仲もいいですし，心理師だけでも 5 人いるのです。すごく恵まれた環境です。なので，緩和ケアチームのなかで話をするだけでも，ストレス発散にもなるので，支援チーム同士でいろいろ思いを共有し合うみたいなのは，すごく役に立っているなという気はしています。

前田：今，栁井先生が指摘されたことは本当に重要でして，私たちのなかにあるモラル・インジュリーというか無力感ですよね。こんなのでいいのかなとか。災害医療の支援でも，同じことを痛感することは多いわけですし，臨床の現場でももちろんあるのですが，コロナのほうがより強烈ですよね。偉そうなことを言えるのかどうか，戦場みたいな現場で働いているところですから，そこのスタッフに何が言えるのか。安全なところから何が言えるのか，みたいな。

　逆に言ったら，栁井先生，そういった気持ちが，あまり支援をしようという気持ちが強すぎたり，力まないほうがいいということでしょうか。災害だと「みんな行こう」となりますよね。でも，コロナのほうは，わりと躊躇している方が多いと思うのです。そのひとつは，感染の恐れはもちろんあると思います。もうひとつは，いったい何の役に立つのだろうかみた

いな。非常に特殊な世界であって、そこに私たちは入ってはいけないみたいな、そういうのも心理援助者のなかに、精神科医にもあるのかな、というような思いはしますよね。それは私たちの思いであって、受援者側はだいぶ違うのだろうとは本当に思うのですけれども、しかし、間違いなく私たちには、その問題が起こっているのだと思います。

柳井：もしかしたら、in-house だからこそできていることなのかもしれないですけれど、皆さんが私たちのサポートを評価してくださるのです。フィードバックをくださる。支援するチーム、緩和ケアチームとか、医療者支援チームにも多職種が入っているので、心理師の関わりはどうだったかを看護師さんが教えてくれたり。そういうなかで、何かしら役に立てているのかなみたいなところを感じられるのも、長期に及んでいるこの現状のなかで、活動が維持できる秘訣でもあるのかなという気はしています。

前田：それがまさに組織内支援の非常にいいところですね。フィードバックがかかりやすいですね。フィードバックがないと、ちょっとやれないですよね。これはまさにそうだろうと思います。

【受援者側のレジリエンス】

前田：岡田先生はどうですか。岡田先生は支援者というか、まさにその場で被災者にもなられて、週2回、PCR検査を受けなければいけないようなお立場であったのですが、そのようななかで支援者としてのご自身の健康といいましょうか。

岡田：今回それとはちょっと違うかもしれないですが、いろいろ病院が混乱したなかで、私たちの組織自体の混乱した部分のほかに、そのなかからすごく健康的な側面というのも私はとても感じることができて、貴重な体験だったなと思うのです。

　たとえば、若い先生方が自主的に事務局を立ち上げたり、あとは全然関係ないところでヨガの体験をしている人たちがヨガ教室をしたり、運動指導士がストレッチ教室を始めて、病棟の看護師さんたちを日替わりで呼んで一緒にやったり。私もそこに参加させてもらって、私もそこでずいぶん

癒やされました。

　なので，職員はすごく多くてばらばらになりがちなのですけれども，そのなかでも少しでもお互いに力を合わせて頑張ろうという，そんな雰囲気があったのが私のなかではすごくうれしかったというか，何かいい面も，健康的な側面があるのだなと感じて，そこは救われました。

前田：まさにそこはレジリエンスですよね。

　正直，これは言っていいのかどうか。多くのクラスターでもそうですが，そういったことが起こると職員さんが，もちろん病に倒れないかということも心配なのですが，辞めてしまうのではないかという心配があるのです。

　大量に辞表が出るのではないか，こんなのやっていられないと思うのではないかとか心配するのですが，西ノ内病院でももちろん辞められたスタッフはいたのですが，多くは残って，今みたいな自主的な病院になっていったというのは，非常に勇気づけられることだと思います。それはまさに，コロナがなければ見えてこないようなレジリエンスだったのではないかと思います。

【支援者のセルフケア】

前田：それから瀬藤先生。瀬藤先生はもともと支援者支援も専門にやっておられるし，今お話に出たヨガも含めてマインドフルネスも熱心にやっておられるのだけれども，ご自身のケアは，瀬藤先生もあちこち飛び回って大変だったと思うので，そこはどうされていたのですか。一緒の職場にいてもこういう話はしていないので（笑）。

瀬藤：コロナになってから，お正月やゴールデンウイーク，夏休みに限ってカウンセリングの依頼が来て，（ホテル支援のための）タブレットを離せない感じでした。どうしてこの時期に，と思うようなこともありました。いわゆる仕事としての大変さ以外に，プライベートの生活がかなり制限される。それはモラル・インジュリーも関係すると思うのですが，以前であれば息抜きにちょっとカフェに行っていたとか，ちょっと飲み会をしていたとか，そういうことがどれほど大切だったのかを痛感しました。

私は，プライベートなことですが，病気の家族もいるので，非常事態宣言が出るために実家に帰れないことが本当にストレスで。それぞれの支援者の状況，抱えているものがあると思うのですが，それがコロナによって公私ともに降り掛かっていると感じます。

　「あいまいな喪失」概念で有名なポーリン・ボス先生はこのコロナ禍は、生活全体に「あいまいな喪失」が満ちているとおっしゃったりするのですが，たくさんの喪失感やストレスを抱えているからこそ，今できるストレスケアを，私自身も心掛けていると思います。

　最近はカウンセリングを行うときも，クラスター病院で復職支援プログラムを行うときも，マインドフルネスを取り入れています。支援しながら私も一緒にやって，ちょっとほっと一息ついて。何でもいいと思うのですが，自分のケアをするという視点をたくさんの人が持って，これからも続くかもしれないコロナ禍でも，ぜひたくさんの支援者の方が元気に過ごしていただきたいと思います。

前田：最後，瀬藤先生に非常に重要なことをご指摘いただきましたが，確かに今日は，全体を通してモラル・インジュリーのことであるとか，もちろん感染不安の問題，それから共感疲労といった問題，いろいろな話が出ましたが，実は非常に大きな，コロナの問題が提起したメンタルヘルス上の支援者の問題としては，スタッフ自体が仕事外の時間で相当抑制を強いられていると。先ほど言いましたような食事会とか飲み会とかも一切だめ。食事会どころか病院の中では昼食も黙食ですよね。

　こういう事態に立ち入ってしまって，お互いを慰め合ったり励まし合ったりする場がほとんどない。私たちが別に調査をしているなかでも，医療者がとりわけ厳しいです。外に出て誰かに出会ったらどうしようかとか，そういうこともちろんあると思いますし，医療者のほうが一般の人よりもそうした不安は強い。職場で感染するならいざ知らず，自分が万が一職場外で感染してしまうと，これはもう非難にさらされます。これはモラル・インジュリーどころではないというか。その恐れもあって，まるで，一言でいうと謹慎蟄居のようなかたちになってしまうのです。ましてやク

ラスターになりますと，まさに家とホテルと職場の往復だけといった生活になってしまいます。

　これが短期間であればいいです。1カ月，2カ月だったら，飲み会がなくてよかったとか，そういうのも健康でいいとかあるかもしれません。しかし，これだけ長く続くと非常に大きな問題だろうと思います。特に医療はほとんどチームで動きますので。支援もチームで動くことが多いと思うので。

　まだまだこういった状態が続くので，皆さん，本当に健康に気をつけていかなければいかないし，限られた方法でどうやってコミュニケートしていくかというのを，気をつけてもらって，編み出してもらって，お互い，私たち自身のセルフケアも含めて考えていきたいと思います。私も，コロナのことがあって，外部支援を始めて特にお酒が増えた。これはいかんなと思って日夜反省しているところです（笑）。

5．おわりに

前田：それでは最後になりましたが，一言ずつ，医療現場の方々あるいは支援者の方へメッセージをいただいて，この座談会を終わりたいと思います。

　では，また，すみません（笑），秋山先生から。

秋山：新型コロナウイルスの患者さんを引き受けていない病院も，うちでクラスターを作ってはいけないとか，もし万が一そういった陽性の方が来たらどうするかとか，すごく気を張っていらっしゃるのではないかと思いますし，引き受けているところは，医療従事者が罹ってはいけないとか，出掛けて行って，もし会食がもとでクラスターになったら，メディアにボコボコに書かれるな，ということを想像するだけでも身の毛がよだつようなことがあって，そういったプレッシャーのなかで，だからこそ淡々と，ちょっとトーンを落として，目の前のできることをやっていきましょうという，行き来をしているなと思うのです。

災害時の Do No Harm の原則が自分のなかにあるので，何もできていないのではないかと思う一方で，害が起きていなければこの支援としてはよしとしよう，というようなところに戻ってまた前を向く，というようなことを私も繰り返しながら支援をしておりますので，皆さん，もう少し頑張りましょう。以上です。

前田：では，栁井先生，お願いします。

栁井：私はがん専門病院にいるので余計に感じることなのですが，コロナで奮闘されている医療従事者の皆さんはもちろんですが，一般の医療を守っている医療従事者の方たちも相当な苦労をされているのかなと思います。コロナに関わっていないからではなく，みんなそれぞれの役割で医療従事者の方たちは頑張られて，この長い期間，奮闘されていると思うので，「みなさん，いろいろな立場で本当にお疲れさまです」ということを伝えたいですね。早く終わるといいなと思いますが，もうしばらくみんなで頑張れたらと思っています。

前田：では，岡田先生，お願いします。

岡田：今日は，ほかの病院で働く心理師の先生方の取り組みも聞くことができて，こんな取り組み方があったのだなとか，とても勉強になって，本当に貴重な機会をいただいて感謝しています。

　私たちも，できる範囲でしか支援ができないのだなというところにも，また落ち着いたところもありますので，私にできることは「今できることをすれば，それでいいんだよ」ということを職員に伝えたり，伝える機会をちょっと増やしてもらうような感じで，これからも続けていけたらいいなと思っています。皆さんも健康に気をつけて続けていきましょう。今日はありがとうございました。

前田：最後に瀬藤先生。

瀬藤：先生方，ありがとうございます。最後に何を話そうかなとちょっと思ったのですが，去年，*Lancet* にシンデミックという言葉が出て。シンデミックというのは，このコロナという疾患は社会構造の弱い部分を直撃する非常に恐ろしい側面を持つ疾患でもある，という意味です。社会構造

の弱い部分，つまりコロナ禍の直撃を受けている社会的に弱い立場の患者さん，高齢者の方，障害を持つ人たち，子どもたちを守っていきたいという気持ちは，たぶん私だけではなくて，たくさんの支援者の人が持っていると思うのです。その人たちが「希望」を持って生きていけるように，元気と笑顔でそういう方に接することができる支援者であり続けたいと思っていますし，今後も支援者が力を合わせて，そのような人たちへの支援のために頑張れたらと思います。

前田：皆さん，どうもありがとうございました。長時間にわたって，でもあっという間に予定の1時間が過ぎました。こうやって皆さんとオンラインで話し合いをするのは何回もやったのですが，いつかは対面で食事ができる日を楽しみにしております。それまでお元気でいてください。

著者紹介（執筆順，刊行時現在）

前田　正治（まえだ　まさはる）［序にかえて，第1章，第2章，第Ⅱ部］
　〈編著者紹介参照〉

佐藤　秀樹（さとう　ひでき）［第3章］
　福島県立医科大学医学部災害こころの医学講座 助教，公認心理師，臨床心理士

竹林　　唯（たけばやし　ゆい）［第4章］
　福島県立医科大学医学部災害こころの医学講座 助手，公認心理師，臨床心理士

秋山　恵子（あきやま　けいこ）［第5章，第Ⅱ部］
　日本赤十字社医療センターメンタルヘルス科，公認心理師，臨床心理士

栁井　優子（やない　ゆうこ）［第6章，第Ⅱ部］
　国立がん研究センター中央病院精神腫瘍科 心理療法士，公認心理師

加藤　郁子（かとう　いくこ）［第7章］
　福島県立医科大学看護学部生命科学部門 講師，精神看護専門看護師

岡田乃利子（おかだ　のりこ）［第8章，第Ⅱ部］
　太田西ノ内病院臨床心理室 室長代行，公認心理師，臨床心理士

瀬藤乃理子（せとう　のりこ）［第9章，第Ⅱ部］
　福島県立医科大学医学部災害こころの医学講座 准教授，公認心理師

小林　智之（こばやし　ともゆき）［第10章］
　福島県立医科大学医学部災害こころの医学講座 助教

編著者紹介

前田正治（まえだ　まさはる）
1984年久留米大学医学部卒業。同大学准教授を経て2013年より現職。専攻は災害精神医学，精神医学的リハビリテーション。ガルーダ航空機墜落事故（1996年），えひめ丸米原潜沈没事故（2001年）等で被災者の精神保健調査・支援の責任者を務め，現在は福島において県民健康管理センター，ふくしま心のケアセンター等の活動に従事している。2010年から3年間，日本トラウマティック・ストレス学会会長を務めた。
現　在：福島県立医科大学医学部災害こころの医学講座主任教授，同大学放射線医学県民健康管理センター健康調査部門長，同大学こころの健康・生活習慣調査支援室長，ふくしま心のケアセンター副所長
主著書：『心的トラウマの理解とケア』じほう出版，『生き残るということ』星和書店，『PTSDの伝え方』誠信書房，『トラウマ関連疾患心理療法ガイドブック』誠信書房，『福島原発事故がもたらしたもの』誠信書房，『遠隔心理支援スキルガイド』誠信書房　ほか多数

コロナ禍における医療・介護従事者への心のケア
——支援の現場から

2021年12月15日　第1刷発行

編 著 者	前　田　正　治	
発 行 者	柴　田　敏　樹	
印 刷 者	藤　森　英　夫	

発 行 所　株式会社 誠 信 書 房
〒112-0012　東京都文京区大塚3-20-6
電話 03（3946）5666
http://www.seishinshobo.co.jp/

遠隔心理支援
スキルガイド
どこへでもつながる援助

前田正治・桃井真帆・竹林由武 編著

電話やインターネットを用いた遠隔心理支援の
ガイドライン、各種実践方法を示した入門書。
物理的距離を超えた新たな支援方法を紹介。

A5判並製　定価(本体2000円+税)

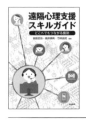

遠隔心理支援（電子書籍）
物理的距離を超えてケアを継続するヒント
竹林由武・前田正治 編

インターネットを用いた遠隔心理支援のガイド
ライン、各種実践方法を示した入門書。物理的
距離を超えてできる新たな支援方法を紹介。

94ページ　希望小売価格１０００円+税

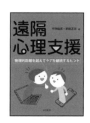

アウトリーチ型
電話支援の試み（電子書籍）
新型コロナウイルス流行下での
テレカウンセリング
前田正治・桃井真帆 編著

新型コロナウイルスの感染防御のため、対面で
はなく援助者側からアクセスしてカウンセリン
グを行う架電式のテレカウンセリングを紹介。

94ページ　希望小売価格１０００円+税

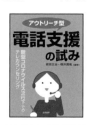

トラウマ関連疾患
心理療法ガイドブック
事例で見る多様性と共通性

ウルリッヒ・シュニーダー /
マリリン・クロワトル 編
前田正治・大江美佐里 監訳

トラウマ治療の実際にフォーカスし、多くの
事例を通じて、エビデンスに根差した各種療
法の特徴やストレングス、課題を浮き上がら
せた決定版。

A5判上製　定価(本体5000円＋税)

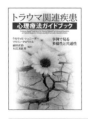

トラウマの伝え方
事例でみる心理教育実践

大江 美佐里 編

トラウマ関連疾患への心理教育テキスト・プ
ログラムを作成のノウハウも示し解説。PDF
や PowerPoint はダウンロードが可能。

A5判並製　定価(本体2200円＋税)

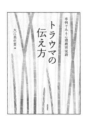

福島原発事故が
もたらしたもの
被災地のメンタルヘルスに
何が起きているのか

前田正治 編著

原発事故という特異な状況が被災地の人々の
メンタルヘルスにもたらした影響を、専門職
や行政職員の支援活動とともに多角的に考察
する。

A5判並製　定価(本体3000円＋税)

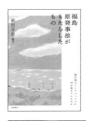

災害精神医学
ハンドブック

**ロバート・J・ウルサノ /
キャロル・S・フラートン /
ラース・ウェイゼス /
ビヴァリー・ラファエル 編
重村 淳 監訳**

災害時の個人とコミュニティへの標準的かつ
適切な治療・介入・回復の道筋を、最新の研
究を背景とするエビデンスに基づいて解説。

A5判並製　定価(本体5400円＋税)

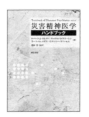